女性压力性尿失禁运动疗法

杨 艳 编著

上海科学普及出版社

女性压力性尿失禁运动疗法
编委会名单

上海科技发展基金会（www.sstdf.org）的宗旨是促进科学技术的繁荣和发展，促进科学技术的普及和推广，促进科技人才的成长和提高，为推动科技进步，提高广大人民群众的科学文化水平作贡献。本书受"上海科技发展基金会"资助出版。

"上海市科协资助青年科技人才出版科技著作晨光计划"出版说明

　　"上海市科协资助青年科技人才出版科技著作晨光计划"（以下简称"晨光计划"）由上海市科协、上海科技发展基金会联合主办，上海科学普及出版社有限责任公司协办。"晨光计划"旨在支持和鼓励上海青年科技人才著书立说，加快科学技术研究和传播，促进青年科技人才成长，切实推动建设具有全球影响力的科技创新中心。"晨光计划"专门资助上海青年科技人才出版自然科学领域的优秀首部原创性学术或科普著作，原则上每年资助10人，每人资助一种著作1 500册的出版费用（每人资助额不超过10万元）。申请人经市科协所属学会、协会、研究会，区县科协，园区科协等基层科协，高等院校、科研院所、企业等有关单位推荐，或经本人所在单位同意后直接向上海市科协提出资助申请，申请资料可在上海市科协网站（www.sast.gov.cn）"通知通告"栏下载。

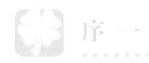 序 一

尿失禁是一个影响患者及其家庭成员心理、社会和卫生的重要健康问题。中老年妇女因妊娠、分娩、肥胖、老化和雌激素水平下降等因素发生盆底肌肉的支持结构退行性变化，导致盆底肌松弛而发生尿失禁。流行病学调查显示，我国尿失禁发病率为 18%～53%，45 岁已生育女性中压力性尿失禁发病率高达 40%。

尽管尿失禁不会直接威胁患者的生命，但这种滴滴答答的尴尬，干扰了她们的日常生活、工作、社交、体育锻炼和性生活等，严重影响了她们的身心健康，降低了生活质量。治疗压力性尿失禁的关键在于恢复盆底肌肉功能和增加逼尿肌的稳定性。尽管针对尿失禁的治疗手段已较为丰富，例如手术治疗、药物治疗、电刺激疗法、针灸治疗、行为治疗等，但是最安全、损伤最小、最廉价、最方便的方法还是运动锻炼。当前运用最多的是盆底肌锻炼（PFME），又称耻尾肌自然锻炼法（简称凯格尔锻炼法）。这是由美国妇产科医生凯格尔（kegel）1948 年创建的，其主要方法是患者有意识地自主性收缩肛提肌为主的盆底肌肉，使膀胱恢复到正常的生理位置，增强控制小便的能力，进而防止尿失禁。

虽然凯格尔锻炼法能改善女性尿失禁的症状，但其实施时存在一定的局限性，且相对比较枯燥。因此，当前亟需

更多丰富的尿失禁康复锻炼方法。本书的主要特点是理论研究与临床实践相结合，在梳理尿失禁运动疗法的基础上，创新性地整理了站姿、坐姿、垫上运动，以及借助弹力球练习和穴位按摩，将康复锻炼与弹力带、弹力球等小器械相结合，设计了一系列针对性的锻炼方法，并在仁济医院进行了实证研究，丰富了尿失禁患者康复训练手段。

本书实用性和学术性兼具，可为广大尿失禁患者的自我康复，以及临床康复医生、护士，提供实用参考。

陈文华
（上海交通大学附属第一人民医院康
复医学科主任、教授、博士生导师）

序 二

　　《"健康中国2030"规划纲要》中明确提出"加强体医融合和非医疗健康干预，促进重点人群体育活动"。将人体运动作为康复疗法自古就是我国传统医学的组成部分，《吕氏春秋·仲春纪·古乐篇》记载："昔陶唐氏之始，阴多，滞伏而湛积，水道壅塞，不行其原，民气郁阏而滞著，筋骨瑟缩不达，故作为舞以宣导之"。宣导即导引，古人通过舞蹈动作，运动躯体关节，宣畅气血，以驱除疾病。后人编创的《五禽戏》《八段锦》《易筋经》等运动功法，历经时代的检验，具有强身健体和养生康复的锻炼作用。因此选择科学的运动，在预防、治疗和康复三位一体的健康链条中具有重要意义。

　　王会儒教授现任上海交通大学体育系副主任，在运动疗法领域颇有建树。在攻读博士期间，随我参与了上海市科委的重大研究项目，我们针对社区老年跌倒的预防以及骨质疏松性骨折的康复，编创了"防跌滑操"和"太极健骨操"，通过实验证明效果良好，成了杨浦区五角场街道和殷行街道申报国家级安全社区的特色项目，为应对老龄化做出了积极的尝试。王会儒教授曾与仁济医院风湿科合作，在运动干预强直性脊柱炎和系统性红斑狼疮方面有多年的实践经验，出版学术专著《强直性脊柱炎的功能锻炼》，受到读者好评。

　　本书由上海交通大学附属仁济医院护理部杨艳主任与王会儒教授共同完成，是运动与临床医学交叉的研究成果。作者在阐述女性尿失禁的临床诊断、药物和非治疗的基础上，重点研究了尿失禁运动疗法的理论基础、锻炼原则和研究进展，结合生理学、解剖学、病理学等相关知识，科学地提炼出一系列尿失禁康复锻炼方法，并在仁济医院护理部做了小样本的实证研究。该书理论与实践兼顾，学术性与实用性并重，可供患者和泌尿科、康复科医生参考。

虞定海

（上海体育学院教授、博士生导师

中国武术九段、中国健身气功九段）

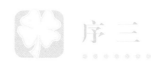

序三

尿失禁被列为世界五大疾病之一，其常被称为"社交癌"，严重影响着患者的生活质量，甚至会导致心情沮丧和焦虑。许多尿失禁患者由于各种原因或难言之隐而延迟就诊和治疗，缺乏早期的干预，往往等到症状较严重时才来就诊，此时往往只能选择手术治疗。因此，早期预防、早期治疗就显得尤其重要，同时随着医学的进步，在保证疗效的情况下的无创治疗必将成为尿失禁防治的发展趋势。

尿失禁的一线治疗方法为行为治疗，其中盆底肌训练是重要且有效的无创治疗方法，采用盆底肌训练的方式对患者进行盆底肌功能的锻炼和训练，可显著改善患者的盆底肌功能，提高盆底肌的肌力状况，进而提高治疗的临床疗效。但传统的行为治疗盆底肌训练过于枯燥，依从性较差，从而大大影响治疗效果。本书作者杨艳长期从事盆底康复工作，有着丰富的临床经验，此次与王会儒教授共同创编了一套通俗易懂同时又非常有效的盆底运动康复操，化机械枯燥的训练为趣味十足运动操，解决了患者训练依从性低、难以坚持的难题。

本书第一部分主要介绍了尿失禁基本概念、基本诊治方法、护理干预以及最新科学指南的解读。能让读者充分了解尿失禁很多的治疗手段，尤其是非手术治疗包括盆底功能锻炼、生物反馈、电刺激、药物治疗，盆底功能锻炼

仍是目前主流的治疗和预防方法。本书第二部分详细介绍了运动疗法站姿训练、坐姿训练、垫上训练、球上训练以及辅助训练等方法。简明易懂，兼具学术性与实用性，不仅为患者提供了尿失禁的康复与指导，更可根据不同病情程度，进行个体化、个性化的预防性训练组合。

这是一部创新精神十足而又具有实用性的专著，可作为泌尿科、妇科、肛肠科、康复科的临床医师或专科护理人员的实用参考书。

吕坚伟

（上海交通大学医学院附属仁济医院泌尿科副主任

上海交大尿失禁及盆底重建诊治中心副主任、硕士生导师）

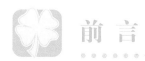

前 言

压力性尿失禁成了很多女性"不能说的秘密"，尤其在育龄期女性以及中老年妇女中最为常见。据报道，产后一年的发病率高达45%～60%。老龄化社会的到来也让尿失禁的发病率逐年升高，不仅对女性的生活产生破坏性影响，由此造成的医疗费用支出巨大，导致社会、经济等一系列的问题。

因此，尿失禁已经成为一个不容忽视的社会生活问题，是近年来国内外的研究热点。女性尿失禁如果早期就医、早期诊治，完全可以得到很好的改善甚至治愈。治疗压力性尿失禁的关键在于恢复盆底肌肉功能和增加逼尿肌的稳定性。但研究显示，随着盆底肌锻炼的频率、强度、持续时间及联合辅助方法不同，治疗女性压力性尿失禁的有效率为17%～84%。虽然凯格尔锻炼法能改善女性尿失禁的症状，但其实施时存在一定的局限性。因为盆底肌在人体内属看不见、摸不着的肌肉，传统的讲授指导过于抽象无法让患者真正领会，许多妇女无法达到正确练习的效果；同时凯格尔锻炼法也相对比较枯燥，导致患者兴趣降低，无法坚持，最终未达到应有的疗效。因此作者才会想到要设计研究一套有效又有趣味的健身操，该健身操能有效达到训练盆底肌的作用，也能保证女性实施盆底肌锻炼时的依从性、正确性、有效性、持久性，从而达到提高锻炼效果，

减少漏尿频率、减轻尿失禁症状，提高患者的生活质量。

　　本书在撰写过程中得到了许多专家和同仁的大力支持，其中有尿失禁领域的知名医疗专家、康复治疗方面的权威人士以及运动疗法领域大名鼎鼎的教授等，他们给本书提出了宝贵的建议和意见。希望本书不仅能让我们医学同道掌握压力性尿失禁相关的知识与指导患者运动的方法，同时也让购书的患者掌握自我护理、自我锻炼的技能与技巧，通过运动预防疾病、改善疾病，解决烦忧，拥抱美好人生。

　　　　　　　　　　杨　艳

　　　　　（上海交通大学医学院附属仁济医院
　　　　　护理部主任、主任护师、硕士生导师）

作 者 简 介

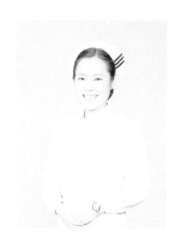

杨 艳

　　上海交通大学医学院附属仁济医院护理部主任，主任护师，硕士生导师。中华护理学会理事，上海市护理学会护理伦理工作委员会主任委员，黄浦区护理学会副理事长，上海市"左英奖"获得者联合会首任主任委员。负责国际、省部级等课题 10 余项，发表核心期刊论文 40 余篇，其中 SCI 论文 3 篇，专利 5 项，参编书籍 10 本，主译 / 副主译护理工具手册 3 本。曾 4 次获上海市护理科技进步奖，1 次创新发明奖。在教学方面，获国家职业教育一等奖，上海市教学成果二等奖。研究方向：泌尿外科护理、人文护理等。

女性压力性尿失禁运动疗法

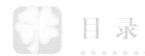

目 录

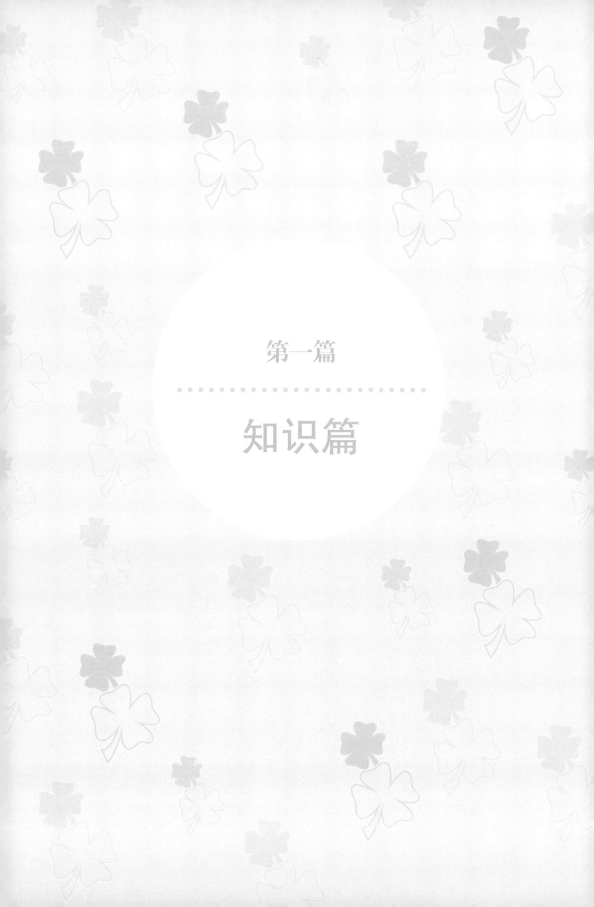

第一篇

知识篇

第一章　女性压力性尿失禁概述

一、尿失禁的概念

下尿路具有储尿和排尿的功能，正常的排尿过程依赖于一系列神经及肌肉的协同配合，当尿液不受主观意志控制而由尿道溢出，则谓之尿失禁。尿失禁是妇女特别是老年妇女的常见病，并随着年龄的增长而增加，严重影响妇女的生活质量。女性尿失禁不是独立的疾病，而是一组症状，不同类型的尿失禁表现的特征不同，根据国际尿控协会（International Continence Society, ICS）分类，根据其尿动力学变化特征可分为急迫性尿失禁、真性压力性尿失禁、混合型压力性/急迫性尿失禁、充盈性尿失禁、不稳定尿道、完全性尿道关闭功能不全以及反射性尿失禁这七种类型。

其中，压力性尿失禁（Stress Urinary Incontinence, SUI）指大笑、咳嗽或运动等腹压增高时出现不自主地尿液自尿道外口漏出。症状表现为咳嗽、喷嚏、大笑等腹压增加时不自主漏尿，而漏尿可能会引起失禁性皮炎、压力性损伤、皮肤感染及泌尿系统炎症等一系列问题，严重影响患者的生活质量和身心健康，同时增加了医疗费用。体征是在增加腹压时，能观测到尿液不自主地从尿道漏出。尿动力学检查表现为充盈性膀胱测压时，在腹压增加而逼尿肌稳定性良好的情况下出现不随意漏尿。压力性尿失禁分为两型：90%以上为解剖压力性尿失禁，由盆底组织松弛引起；不到10%的患者为尿道内括约肌障碍型，为先天发育异常所致。压力性尿失禁不仅是一种生理疾病，同时也给患者造成巨大的心理创伤，严重时可影响患者的社会参与度。压力性尿失禁是女性尿失禁的主要类型，现已成为威胁妇女身心健康的五种主要慢性疾病之一，并成为全球性的医学和公共卫生问题。

二、流行病学特点

（一）患病率

尿失禁是影响女性生活质量的常见疾病。据统计，全球患病率接近50%，我国人群的患病率与此相当，其中一半为压力性尿失禁。由于社会经济和文化教育等因素，加之女性对排尿异常羞于启齿，导致女性压力性尿失禁就诊率低，长期以来不被重视。近年来，随着我国经济的快速增长和人民生活水平的迅速提高，女性压力性尿失禁所带来的诸多健康和社会问题正逐渐受到重视。

尿失禁的流行病学调查多采用问卷调查方式。调查结果显示，该病患病率差异较大，可能与采用的尿失禁定义、测量方法、研究人群特征和调查方法等都有关系。女性人群中23%～45%有不同程度的尿失禁，7%左右有明显的尿失禁症状，其中约50%为压力性尿失禁，其次为混合性尿失禁和急迫性尿失禁。

不同类型的尿失禁所占的比例在各年龄段差别很大。中青年女性主要为压力性尿失禁，老年女性则以混合性尿失禁最为常见。在所有年龄组中，压力性尿失禁最常见（49%），其次为混合性尿失禁（29%）和急迫性尿失禁（22%）（图1）。

北京协和医院妇产科朱兰教授于2006年2～7月选择中国西北（甘肃兰州）、西南（四川成都），华北（山西太原）、华东（江苏无锡）、东北（辽宁大连）、中南（广东佛山）全国六大地区12个调查点（每个地区选择城市和农村各一个）为调查现场，采用以人群为基础的流行病学横断面研究，进行包括布里斯托下尿路症状调查问卷内容在内的问卷现场调查，共获得完整问卷19 024份。被调查对象年龄20～99岁，平均年龄（45±16）岁。结果显示全国成年女性尿失禁患病率为30.9%，压力性尿失禁、急迫性尿失禁和混合性尿失禁患病率分别为18.9%、2.6%和

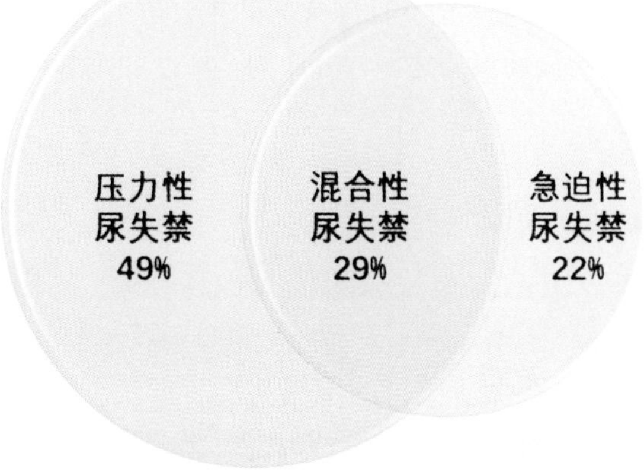

图 1　女性各主要类型尿失禁所占比例分布

9.4%。在 50 岁年龄段，压力性尿失禁患病率最高，为 28%；随着年龄的增长，混合性尿失禁患病率明显增加。调查样本中压力性、急迫性及混合性尿失禁的构成比分别为 61%、8% 和 31%。多因素 Logistic 回归表明：年龄、产娩、饮酒、腰围、便秘、慢性盆腔痛、呼吸系统疾病史、妇科疾病史、盆腔手术史及月经状态是我国成年女性压力性尿失禁患病的影响因素。2019 年，余昆等学者报道了中国成年女性尿失禁患病率的 mata 分析的结果为 31.1%，且患病率随着年龄增长而增加。

（二）主要危险因素

1. 年龄

随着年龄增长，女性尿失禁患病率逐渐增高，高发年龄为 45～55 岁。年龄与尿失禁的相关性可能与随着年龄的增长而出现的盆底松弛、雌激素减少和尿道括约肌退行性病变等有关。一些老年常见疾病，如慢性肺部疾患、糖尿病等，也可促进尿失禁进展。但老年人压力性尿失禁的发生率趋缓，可能与其生活方式改变有关，如日常活动减少等。

2. 生育

生育的次数、初次生育年龄、生产方式、胎儿的大小及妊娠期间尿失禁的发生率均与产后尿失禁的发生有显著相关性，生育的胎次与尿失禁的发生呈正相关性；初次生育年龄在 20～34 岁的女性，其尿失禁的发生与

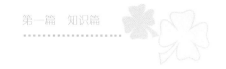

生育的相关度高于其他年龄段；生育年龄过大者，尿失禁的发生可能性较大；经阴道分娩的女性比剖宫产的女性更易发生尿失禁；行剖宫产的女性比未生育的女性发生尿失禁危险性要大；使用助产钳、胎吸器和缩宫素等加速产程的助产技术同样有增加尿失禁的可能性；分娩婴儿体重大于4 000克的女性发生压力性尿失禁的可能性明显升高。

3. 盆腔脏器脱垂

盆腔脏器脱垂（pelvic organ prolapse, POP）和压力性尿失禁严重影响中老年妇女的健康和生活质量。压力性尿失禁和盆腔脏器脱垂紧密相关，两者常伴随存在。盆腔脏器脱垂者盆底支撑组织平滑肌纤维变细、排列紊乱、结缔组织纤维化和肌纤维萎缩可能与压力性尿失禁的发生有关。阴道前壁支撑组织缺损（膀胱疝）往往导致膀胱颈过度活动，表现为压力性尿失禁。约30%膀胱疝的患者尿流动力学检查表现为逼尿肌过度活动，临床上往往存在急迫性尿失禁。除此之外，盆腔脏器脱垂患者也可表现为排尿困难，当脱垂纠正后可能才出现尿失禁。

4. 肥胖

肥胖女性发生压力性尿失禁的概率显著增高，减肥可降低尿失禁的发生率。肥胖影响女性压力性尿失禁发生及恢复，可能的机制有三个方面：首先，肥胖人群的下尿路功能普遍较非肥胖人群差，且尿失禁在肥胖人群中发生率更高，减重手术可以显著降低女性肥胖患者的尿失禁发生率；第二，肥胖会导致腹内压增高，长此以往会减弱盆底的神经支配及肌张力，并由此导致压力性尿失禁的发生；第三，有学者指出相较肥胖患者，非肥胖患者的运动意识与习惯以及依从性往往较好，自行盆底康复的执行程度往往更佳。

5. 种族和遗传因素

遗传因素与压力性尿失禁有较明确的相关性。压力性尿失禁患者患病率与其直系亲属患病率显著相关，如果母亲或其姐妹患有尿失禁，该女性患尿失禁的相对危险度将增加3倍。白人女性尿失禁的患病率高于黑色人种及黄色人种女性。

（三）相关危险因素

1. 雌激素

长期以来认为绝经期妇女雌激素下降与尿失禁发生相关，因为绝经

后雌激素下降，阴道黏膜萎缩，以及反复泌尿系感染都会增加尿失禁的发生。但对此目前还存在争议。一些研究认为，口服雌激素不能减少尿失禁，且有诱发和加重尿失禁的风险，阴道局部使用雌激素可改善压力性尿失禁症状。

2. 妇科手术

子宫切除术后如发生压力性尿失禁，一般都在术后半年至一年。手术技巧及手术切除范围可能与尿失禁发生有一定关系，但目前尚无足够的循证医学证据证实子宫切除术与压力性尿失禁的发生有确定的相关性。一项Meta分析显示，由于良性疾病行子宫切除术后，患者尿动力学诊断的逼尿肌过度活动和急迫性尿失禁症状明显减轻，但尿动力学诊断的压力性尿失禁无明显改善。

3. 吸烟

吸烟与压力性尿失禁发生的相关性尚有争议。有资料显示吸烟者发生尿失禁的比例高于非吸烟者，可能与吸烟引起的慢性咳嗽和胶原纤维合成的减少有关。也有资料认为吸烟与尿失禁的发生无关。一项吸烟与女性下尿路症状相关性的调查发现，吸烟与尿频、尿急症状发生显著相关，且吸烟量与症状严重程度呈正相关；但与压力性尿失禁无相关性。

4. 体力活动

高强度体育锻炼可能诱发或加重尿失禁，但尚缺乏足够的循证医学证据。

5. 其他因素

其他可能的相关因素有慢性便秘、肠道功能紊乱、慢性咳嗽及肺部疾病等，都会导致腹压增加，可能促使解剖和压力传导上的缺陷更早发生，从而发生压力性尿失禁。

（四）尿失禁的诊治现况

众所周知，尿失禁具有发病率高的特点，但是患者对尿失禁的疾病认知普遍存在不足的情况。患者往往认为尿失禁是衰老的表现，且不需要治疗或治疗效果很差。此外，很多患者对于自身的尿失禁情况羞于启齿以及家庭支持的不足导致了尿失禁出现了的就诊率低、治疗率低和控制率低的"三低"状况。一项研究调查发现，北京市中老年尿失禁患者就诊率为

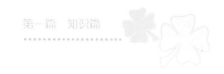

32.4%，而农村老年女性患者的就诊率仅为 2.67%。

三、发病机制

从 1913 年开始的近一个世纪中，针对压力性尿失禁（SUI）的发病机制，研究者们陆续提出了多种假设理论。基于这些理论，相继出现了几种主流治疗手段，以及与之并存的几十种改良方法。

（一）正常的女性控尿机制

正常女性控尿机制依赖多器官组织的正常工作及协调，包括与控尿相关的神经系统、膀胱、尿道、盆底肌肉及周围结缔组织。在正常膀胱容量范围内，膀胱应该具有良好的顺应性，即保持低压储尿，该功能的稳定有赖于逼尿肌的特性及神经的调节功能。

女性尿道长 3～4 cm，正常情况下能够保持一定的压力以防止因腹压增高所导致的尿液流出。女性尿道横纹括约肌主要位于尿道中段 1/3 处，而尿道平滑肌则在尿道内呈纵行和环行分布。静息状态时，在尿道横纹括约肌和平滑肌的共同作用下，形成一定的关闭张力；当腹压增高时，主要是尿道横纹括约肌发挥作用以防止尿液流出。盆底肌肉在女性控尿中也发挥重要作用，肛提肌收缩时，将尿道向耻骨联合方向牵拉，形成一个强有力的"吊床"结构，压迫尿道前后壁，从而防止腹压增高时尿液流出。

排尿活动开始于尿道括约肌的舒张，随后是脑桥调节下脊髓反射通路的激活。反射通路通过激活副交感神经引起膀胱逼尿肌收缩，通过抑制支配尿道的交感神经和阴部神经，保持尿道括约肌松弛。逼尿肌的收缩导致膀胱内压力增高，使膀胱排空。

（二）膀胱颈及近端尿道下移

传统观点认为，尿道的支撑对腹压增加时控尿至关重要。尿道支撑结构丧失会导致膀胱颈和尿道不同程度下移，出现尿道过度活动，这是导致压力性尿失禁的主要原因。

1923 年，Bonney 认为尿失禁是由于尿道和尿道膀胱连接部移位到耻骨联合后方所致。1961 年，Enhorning 研究正常女性和尿失禁女性的尿道

和膀胱压力后，发现正常膀胱底呈水平状，膀胱颈关闭，膀胱颈位于耻骨联合中下 1/3 交界处，最低不低于耻骨联合与尾骨尖连线的平面。只有当膀胱颈 / 尿道近段位于盆底之上时，腹内压的增高才能完整地传导到尿道，从而使尿道近段压力升高以维持其代偿性增加闭合压的作用。而当膀胱颈 / 尿道近段位置下降低于盆底时，腹内压增高时压力就不能完整地传导到尿道。膀胱内压力超过膀胱颈 / 尿道近段的压力，从而产生压力性尿失禁。该理论被称为尿道膀胱轴移位理论。依照该理论，压力性尿失禁的治疗应将膀胱颈 / 尿道近段恢复固定于腹腔内正常的位置，由此产生了 20 世纪 70 年代治疗压力性尿失禁最常用的手术方法：Marshall-Marchetti-Krantz（MMK）术和 Burch 术。MMK 术将尿道及与尿道相邻两侧的阴道壁用缝线固定于耻骨后的骨膜。Burch 术则是将以上尿道及阴道结构向侧方固定于 Cooper 韧带，而不是向前固定于耻骨联合。

（三）尿道固有括约肌缺陷（Intrinsic Sphincter Deficiency, ISD）

1980 年由 Mcguire 等提出，ISD 是指尿道固有括约肌的功能缺陷，而不论其解剖位置是否正常。目前理论认为，所有的括约肌性尿失禁患者均有某种程度的 ISD，包括尿道平滑肌、尿道横纹肌、尿道周围横纹肌功能退变及受损，导致尿道关闭压下降。

Mcguire 等发现骶神经根的离断导致肛门括约肌和尿道外括约肌收缩能力消失，但不影响储尿期尿道的压力或者尿道平滑肌的功能，结果是这些患者并没有出现压力性尿失禁，并以此确立了尿道内括约肌在尿控机制中的重要作用。1980 年，Mcguire 等再次通过尿动力学研究，认为将 Valsalva 漏尿点压力测定（VLPP）作为评价尿失禁严重程度的指标更加敏感。基于此项研究中获得的 VLPP 值，制定了对中重度压力性尿失禁病因分类的方法：VLPP < 60 cm H_2O 为 ISD 导致的压力性尿失禁；VLPP > 90 cm H_2O 为解剖位置异常而非 ISD 导致的压力性尿失禁；VLPP 为 60～90 cm H_2O 时，考虑 ISD 与解剖位置异常联合作用的结果。

（四）"吊床"理论

1994 年，由 Delaney J. O. 首次提出"吊床"理论。他在尸检中发现尿道位于由盆内筋膜和阴道前壁构成的支持结构层中，而将该层比喻为"吊

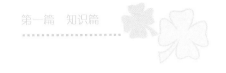

床"。该层结构通过侧方与腱弓筋膜及肛提肌的附着，起到稳定支撑尿道的作用。"吊床"理论认为，当腹内压增高时，压力被传导到膀胱颈部和近段尿道，由于耻骨宫颈筋膜和阴道前壁的牢固支持，尿道近段被压向这些支持组织而产生闭合。而如果"吊床"结构受损，腹内压增高时就会导致尿道后壁塌陷，从而产生尿失禁。

该理论更加强调尿道周围支撑组织的重要性。正常情况下，随着腹压增高，尿道被紧压于"吊床"样的肌肉筋膜支撑结构上，不会漏尿。当这种支持结构减弱，在腹压增高时，膀胱颈和近端尿道会旋转下移，如果同时伴有尿道开放，就会发生尿失禁。如果这些支撑结构正常，即便存在膀胱颈和尿道过度下移，仍可以保持控尿。在一理论的重要临床意义在于，说明了外科手术的主要目的是提供一个支撑结构，在腹压增加时，使膀胱颈和近端尿道被紧压在该支撑结构上面。一些研究还发现，在腹压增加时，膀胱颈和近端尿道前、后壁的不同步移动也是发生压力性尿失禁的原因之一。因此目前认为，尿道前方的中段尿道复合体和尿道后方的"吊床"对保持控尿功能均有重要作用。

（五）尿道中段理论

1999年，Petros等提出了尿道中段理论。他们对压力性尿失禁的患者进行动态会阴部超声检查，发现当腹内压增高时会产生将阴道和膀胱颈部向下牵拉的肌力，从而产生尿道后壁下移，引起压力性尿失禁。对中段尿道进行悬吊固定可以恢复膀胱颈部的解剖位置，阻止膀胱颈过度活动、漏斗形成，从而避免压力性尿失禁的产生。该理论认为，尿道不仅要保持其形状和位置，还要保持一定的张力，才能保持其控尿功能。该理论认为膀胱颈部并不是控尿的必要因素，也否定了腹内压传导不均衡导致尿失禁的传统理论。

在Petros提出尿道中段理论后，随即产生了一类新的治疗方法，即中段尿道吊带术，如经阴道无张力尿道中段吊带术等。在该类方法中，使用无菌网带代替松弛的耻骨尿道韧带，固定于尿道中段。超声检查可见中段尿道吊带术可以减轻由于耻骨尿道韧带松弛而形成的膀胱颈部活动度过大。由于该治疗方法操作简单且成功率高，已逐渐成为压力性尿失禁的主要治疗手段。

（六）尿道黏膜的封闭功能减退

正常尿道黏膜皱襞有密封垫作用，可阻止尿液的渗漏。随着年龄的增长，尿道黏膜萎缩变薄、弹性下降，可导致其封闭功能减退。尿道炎及尿道损伤等原因造成尿道黏膜广泛受损，导致黏膜纤维化，也可使尿道黏膜的封闭功能减退或消失。

（七）支配控尿组织结构的神经系统功能障碍

尿道周围的支撑组织相关的神经功能障碍均可导致尿道关闭功能不全而发生尿失禁。

（八）"蹦床"理论

2006 年，Daneshgari F 和 Moore Cr 在总结分析了以上各种理论观点后，提出关于压力性尿失禁病理生理机制的"蹦床"理论。该理论认为压力性尿失禁是由于解剖和生理性损伤共同作用于中枢和外周控尿机制的结果。因此不能依靠单一的理论或危险因素来解释。由此提出的"蹦床"理论囊括了所有在压力性尿失禁中起作用的因素。采用"蹦床"这一比喻是因为它既能够反映出压力性尿失禁发病机制中的"多因素"特点，其结构形态又可模拟女性的盆底结构。蹦床是由中间的弹布、周围的弹簧以及外环构成。其正常的工作需要各个组成部分之间协调一致的行动。这种特点可以被用于描述女性的骨盆，骨盆的作用类似蹦床的外环，盆底肌肉和筋膜的作用类似于弹布，各种韧带的作用类似于弹簧。

单独一个部件的故障（如一个弹簧损坏），不会导致整个蹦床的瘫痪。比如，控尿机制中一个因素异常——耻骨尿道韧带松弛，就不一定会导致压力性尿失禁。然而，如果蹦床中的几个部件都出现故障，而其他的正常部件又不能代偿其功能，那么必然会导致整个蹦床的瘫痪。压力性尿失禁的产生亦如此，多个因素的异常最终导致其发生。

该理论的产生，为我们合理解释压力性尿失禁发病机制提供了一个良好的平台，也为目前存在的各种治疗方法提供了发展方向。

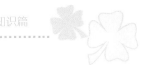

第二章　女性压力性尿失禁的诊断

女性压力性尿失禁诊断主要依据主观症状和客观检查，并需排除其他疾病。根据《中国泌尿外科疾病诊断与治疗指南（2014 版）》推荐，该病的诊断步骤应包括确定诊断、程度诊断、分型诊断及合并疾病诊断。

一、确定诊断

目的为确定有无压力性尿失禁，主要依据是患者的病史和体格检查。

（一）病史

1. 一般情况：认知能力，生活习惯、活动能力等。

2. 下尿路症状：ICS 将下尿路症状分为储尿期、排尿期和排尿后症状。

（1）储尿期症状

① 膀胱过度活动症：尿急，伴有或不伴急迫性尿失禁，有尿频和夜尿增多的症候群，诊断膀胱过度活动症之前应排除潜在的代谢或病理状态。尿急指突然出现的强烈的排尿欲望，并且很难被延迟。

② 尿失禁：任何不自主地漏尿。应进一步描述相关因素，如尿失禁的类型、频率、严重程度、促发因素和对生活质量影响及日常采取哪些防护措施等，如使用尿垫的种类和数量、更换内衣和外衣的次数等，患者的治疗意愿和期望值等。

- 压力性尿失禁：指在用力、咳嗽或打喷嚏等增加腹压动作时出现尿液不自主地漏出。

- 急迫性尿失禁：不自主漏尿以前或漏尿时伴有尿急症状。急迫性尿失禁可以表现为不同的形式和程度，如在2次排尿间歇频繁少量地漏尿或者是尿急导致大量漏尿完全排空膀胱，应进一步寻找促发急迫性尿失禁的诱因，如寒冷、听到流水声等。

- 混合性尿失禁：指同时存在压力性尿失禁和急迫性尿失禁。

（2）排尿期症状

膀胱出口梗阻、尿道狭窄、盆腔脏器脱垂、逼尿肌收缩力低下等原因都可以导致出现排尿期症状。常见症状有排尿迟缓、排尿中断（间断性排尿）、排尿踌躇、排尿费力、尿末滴沥等。

（3）排尿后症状

指排尿后立即出现的症状。常见的有排尿不尽感和排尿后滴沥。

3. 泌尿系其他症状：血尿、排尿困难、尿路刺激征及夜尿等症状，或下腹或腰部不适等。

4. 其他病史：既往病史、月经生育史、手术史、外伤史、伴发疾病和药物服用史等。

（二）体格检查

体格检查的重点在于检查是否存在导致尿失禁的病因，有利于治疗方式的选择。尿失禁患者的体格检查主要包括一般检查、会阴生殖器检查和神经系统检查几个部分。

1. 一般检查

BMI指数是发生尿失禁的重要危险因素。注意腹部有无手术瘢痕、有无腹部和腹股沟疝，骶尾部皮肤有无凹陷、隆起等异常，下腹部有无膨胀的膀胱及膀胱充盈程度，有无脊柱发育畸形等。

2. 腹部检查

腹部检查要注意有无手术瘢痕，有无异常腹部条纹及包块，这些存在可能说明患者有压力性尿失禁及盆腔脏器脱垂。

3. 会阴区/生殖器检查

女性尿失禁的盆腔检查首先要了解会阴和生殖器。注意会阴局部皮肤有无尿失禁引起的表皮脱落或红斑。发现任何解剖异常、萎缩、表皮脱落或与尿失禁和使用尿垫有关的皮肤红斑都应引起注意。应该观察阴道上皮有无萎缩，雌激素化良好的阴道上皮较厚，色粉红伴有横向皱褶；雌激素水平低下的阴道上皮较薄，色苍白无皱褶。理想的情况应该是在膀胱充盈（检查尿失禁和脱垂）和排空时（检查盆腔器官）分别进行阴道检查。阴道检查注意观察子宫的位置，有无膀胱膨出，增加腹压判断有无子宫脱垂，有无阴道前壁、后壁膨出等异常情况。

怀疑存在压力性尿失禁时，患者处于截石位，膀胱适度充盈，嘱患者做咳嗽或增加腹压动作时，观察是否同时有尿液自尿道不自主流出，证实是否存在压力性尿失禁。女性压力性尿失禁患者还要评价膀胱颈的移动性，尤其当咳嗽或增加腹压时是否有盆底脏器脱垂。评价盆底肌功能及患者进行盆底肌收缩的能力。

棉签试验、压力诱发试验和膀胱颈抬举试验主要应用于女性压力性尿失禁患者。棉签试验是测量膀胱颈和尿道移动性的一种简单方法。步骤：将润滑消毒后的棉签通过尿道插入膀胱，手法应轻柔，一旦进入膀胱，将棉签退至阻力点即膀胱颈水平，记录相对水平面的静息角度，嘱患者用力加压，测量角度变化（图 2-1）。尿道过度移动定义为静息角度或加压角度超过 30°。但是需注意的是，单纯依靠棉签试验不能进行预测尿道的过度移动。

压力诱发试验步骤如下：患者仰卧，双腿屈曲外展，观察尿道外口，咳嗽或用力增加腹压时见尿液漏出，腹压消失后漏尿也同时消失则为阳

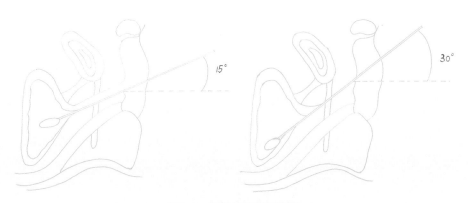

图 2-1　棉签试验操作示意图

性。阴性者站立位再行检查。检查时应同时询问漏尿时或之前是否有尿急和排尿感，若有则可能为急迫性尿失禁或合并有急迫性尿失禁。

膀胱颈抬举试验步骤如下：患者截石位，先行压力诱发试验，若为阳性，则将中指及食指插入患者阴道，分别放在膀胱颈水平尿道两侧的阴道壁上，嘱患者咳嗽或做 Valsalva 动作增加腹压，有尿液漏出时用手指向头腹侧抬举膀胱颈，如漏尿停止，则为阳性。提示压力性尿失禁的发病机制与膀胱颈和近端尿道明显下移有关。注意试验时不要压迫尿道，否则会出现假阳性。

4. 尿道检查

尿道外口可以观察形态、颜色，有无息肉、肉阜，有无异常分泌物，有无因长期尿失禁导致的尿道周围及会阴部皮肤的异常改变等情况。尿道内部一般需要通过膀胱镜进行检查，检查尿道通畅情况，有无狭窄、梗阻、息肉或憩室等异常，膀胱颈是否抬高等状况。

部分先天性尿道憩室患者尿道憩室并无症状，无需治疗。有症状的患者可能会反复发生膀胱炎，有尿频、排尿困难、性交困难及尿失禁等症状。临床体检时可以在尿道下部发现肿块。通常尿道是很柔软的，如果憩室与尿道相通，它可能会分泌出脓性分泌物，有时憩室内会有结石形成。

5. 盆腔脏器脱垂检查

阴道腔检查，包括前壁、顶部、后壁和会阴中心腱。检查前壁时，嘱患者先处于截石位，张开窥阴器，用其后叶插入阴道并向后方退缩，示意患者用力和咳嗽来评价膀胱、尿道和宫颈移动及压力性尿失禁。随后，检查顶部及其支持结构，正常包括宫颈、子宫或子宫切除后的阴道残端。如果存在阴道脱垂，应该通过手法或子宫托使其复位以便显示潜在的压力性尿失禁。部分患者阴道脱垂未复位时不出现压力性尿失禁，但是阴道脱垂复位后又出现者称为隐匿性压力性尿失禁。检查完前壁和顶部，旋转叶片使阴道前壁慢慢退缩。检查后壁和穹窿观察有无后壁脱垂（直肠膨出）。

脱垂的程度可以通过 Baden-walker 系统（1～4 级）或盆腔器官脱垂量化系统（Pelvic Organ Prolapse Quantification, POP-Q）来评估，后者可以对每一部分分别评估。通过阴道和直肠触检，可以检查会阴中心腱和阴道直肠隔，并评价患者的盆底强度和自主收缩盆底肌的能力。如果患者有压力性尿失禁病史，但是截石位未诱出，应该行站立位重新检查。患者站立于检查者前方，一脚置于矮凳上，嘱其咳嗽和用力，观察有无尿液漏出及盆腔脏器脱垂情况。

盆腔脏器从其正常位置向前或向下移位称为盆腔脏器脱垂（POP）。传统分类有子宫脱垂、膀胱膨出和直肠膨出。ICS 盆腔器官脱垂量化分期法（POP-Q）：该法将阴道分成 6 个位点和 3 条径线，共测定 6 个解剖测量点与处女膜水平的关系，以量化阴道前后壁及子宫脱垂的程度，处女膜水平为 0，用处女膜上方（负数）、下方（正数）的厘米数表示。

点 Aa：位于阴道前壁中线距离处女膜上方 3 cm 处，相当于膀胱尿道皱褶处。数值为（−3～3）cm。

点 Ba：位于阴道前穹窿顶端至 Aa 点之间阴道前壁脱垂的最明显处。无脱垂时，该点位于 3 cm。

点 C：宫颈的最下缘或全子宫切除后的阴道断端。

点 D：位于后穹窿，相当于子宫骶骨韧带在宫颈的附着处，如宫颈已切除，该点省略。

点 Ap：位于阴道后壁中线距离处女膜 3 cm 处，数值为（−3～3）cm。

点 Bp：位于阴道后穹窿顶端到 Ap 点的阴道后壁脱垂最明显处。无脱垂时，该点位于 3 cm。

gh：生殖裂隙长度，即从尿道外口中点到处女膜后缘的中线距离。

pb：会阴中心腱长度，从生殖裂孔后缘至肛门中点的距离。

tvl：阴道全长，是当点 C 或点 D 处于完全正常位置时的阴道最大深度的厘米数。

6. 神经科检查

在患者首次进入检查室时，通过观察其步态和举止，神经系统的检查就开始了。轻度跛行、协调性缺乏、言语顿挫异常、面部不对称或其他异常都是神经疾病的微妙体征。骶神经的评价是通过检查肛门括约肌的紧张度和控制能力，以及生殖器感觉和球海绵体反射来完成的。对于下尿路功能障碍的患者，详细的神经学检查，如感觉检查、运动检查等都是十分必要的。

详细的神经系统检查包括精神状态、感觉功能、运动功能、反射完整性，对于尿失禁患者神经系统检查重点在骶尾部的检查，包括双下肢的感觉运动、会阴区的感觉运动等，临床一般以肛门外括约肌代表会阴部的横

纹肌，通过肛门外括约肌的功能来评估尿道外括约肌的功能。

最常用的反射是轻触肛门黏膜皮肤交界处可以引起肛门外括约肌收缩，称为肛门反射，若该反射消失常提示骶神经损害，但有时正常人该反射也可能不明显。肛门的自主收缩力检查有助于判断盆底肌肉神经支配，球海绵体反射可以反映骶髓的局部反射，该反射消失常提示骶神经受损。尿失禁患者神经学检查的目的是排除神经学病因引起的尿失禁。对于老年人，还有智力和认知功能的评价等。

（三）尿失禁的测量

1. 排尿日记

频率-容量表（FVC）或排尿日记能够记录患者日常活动期间的排尿模式。ICS 推荐了 3 种不同格式的排尿日记，即排尿时间表、频率-容量表、排尿日记（表 1）。

排尿时间表单纯记录 24 h 的排尿时间和次数，而频率-容量表在此基础上增加了排尿量。排尿日记还包括尿失禁等不良事件发生的时间和次数、尿垫使用情况、液体摄入量以及摄入时间、尿急程度等。应依据临床需求和患者自身情况选择最适宜的记录持续时间，一份良好的频率-容量表（包括第 2 天晨起的第一次排尿），就可以恰当的反映患者日常排尿习惯及患者功能性膀胱容量。

排尿日记最佳连续记录持续时间取决于临床实际情况，通常记录 24 h比较可行。ICS 推荐应用连续记录 3 d 的频率-容量表或排尿日记以准确评估下尿路症状。对于复杂的病例，或推荐临床研究的案例则采用连续记录 7 d 的排尿日记。目前大部分药物临床研究采用连续记录 3 d 的排尿日记作为疗效判定标准。

2. 如何完成 3 d（72 h）排尿日记

① 时间为连续三天（3 d）的记录，每天清晨起床时开始进行记录，起止时间为晨起时到四天后的晨起时。例如：如果早上 6：00 起床，开始时间为第 1 天的 6：00，持续记录到第 4 天的 6：00。排尿日记需要每天记录并一直持续 24 h。

② 准确记录 72 h 摄入的液体量和名称，记录时需要标明具体的摄入时间、名称和量。如果患者不能准确地记录液体摄入量时，每次液体摄入

量时的估算变得尤为重要。可以列一个清单帮助患者进行估算。例如，一杯 100 ml 的果汁、一罐 250 ml 的可乐、一瓶 500 ml 的水。

③ 准确记录 72 h 的排尿量。患者需要一个带有刻度的特殊的收集容器，来收集每次的尿液，并根据容器上的刻度来记录尿量。在完成每次的尿量记录后，可以将收集容器清洗干净并存放在洗手间以便于下次记录使用。

表　24 小时排尿日记

时　　间	液体摄入（ml）	排尿量（ml）	排尿前 / 后感觉
6：00～7：00			
7：00～8：00			
8：00～9：00			
9：00～10：00			
10：00～11：00			
11：00～12：00			
12：00～13：00			
13：00～14：00			
14：00～15：00			
15：00～16：00			
16：00～17：00			
17：00～18：00			
18：00～19：00			
19：00～20：00			
20：00～21：00			
21：00～22：00			
22：00～23：00			
23：00～24：00			
24：00～0：00			
0：00～1：00			
1：00～2：00			
2：00～3：00			
3：00～4：00			

（续表）

时 间	液体摄入（ml）	排尿量（ml）	排尿前/后感觉	
4：00～5：00				
5：00～6：00				
总 计				

注：1. 如果存在尿失禁，则在相应的表格中打 ×；

2. 如果一小时内多次排尿，请分别记录；

3. 排尿前症状：正常、感觉减退、感觉缺失、膀胱感觉增强、膀胱疼痛、尿道痛、急迫感、担心漏尿、不能排出、不知道；

4. 排尿后症状：正常、腹部持续感觉、会阴部持续感觉、未完全排空感、不能排尿、不知道。

（四）其他检查

1. 尿液分析及尿细胞学检查

对于泌尿科的患者，尿液检查是最基本的检查，可以提供很多有价值的信息。对于尿失禁的患者，尿常规检查不是特异性诊断检查，是一项筛查，可以用来检查有无血尿、蛋白尿，菌尿及脓尿。

膀胱癌、泌尿道感染、尿道狭窄、膀胱结石等均可引起膀胱过度活动症状。虽然血尿或脓尿在这些情况下不常出现，但还是要进行尿常规检查排除这些疾病。尿液分析不是一个单一的测试，全面的尿液分析包括化学的和微观的检查。白细胞酯酶和亚硝酸盐提示患者可能存在尿路感染。很大比例的老年慢性病患者有膀胱过度活动症状时多伴有菌尿，有时伴有脓尿。

镜下血尿通过尿常规检测如有红细胞很容易被发现。由于血尿在 3 年内有 4%～5% 转变为泌尿系统疾病或恶性肿瘤的可能，因此该项检查非常重要。建议对出现血尿的患者进行尿细胞学检查，特别是有吸烟史或肿瘤家族史的患者，这样有助于膀胱原位癌和膀胱癌的早期诊断。

2. 残余尿测定

残余尿是指在一次正常排尿后仍残留在膀胱内的尿液量。残余尿可通过超声或导尿进行测量。残余尿量超过膀胱容量的30%（一般超过50～100 ml）则有临床意义。

残余尿的测量可在排尿后即刻通过导尿法或使用超声波扫描测量膀胱

体积计算得出。有研究比较了上述两种方法间的差异，发现超声的准确率达 85%～94%，因此两种方法准确性基本相当。

3. 膀胱镜检查

膀胱镜检查能对下尿路器质性疾病提供直接的评估。膀胱腔内以及膀胱壁的一些病变能导致尿失禁，在这些病变的诊断中膀胱镜检查具有一定的价值。膀胱尿道镜检查可考虑应用于：① 急迫性尿失禁患者，用于排除导致镜下血尿的其他病因（如合并膀胱肿瘤、间质性膀胱炎或膀胱结石）；② 复发的尿失禁术前检查；③ 膀胱阴道瘘；④ 下尿路术后尿失禁；⑤ 尿失禁手术过程中评估膀胱损伤等。但对于原发尿失禁一般不需要膀胱尿道镜检查，因为膀胱尿道镜检查在诊断压力性尿失禁与逼尿肌不稳定中的灵敏度和特异性均低于尿动力学测定。

4. 染料试验

怀疑患者存在尿失禁，但无法证实患者所描述的漏尿症状时，可以用染料试验协助检测。当怀疑漏出物并非真正尿液（如阴道分泌物、术后的腹腔或盆腔血清液）或怀疑存在尿道外尿失禁（尿瘘）时，染料试验则作用更大。如果怀疑存在膀胱阴道瘘，可以将亚甲蓝或靛胭脂注入膀胱，置一纱垫于阴道内，纱垫的内面部分蓝染表明存在膀胱阴道瘘。如果纱垫显示浸湿但不被蓝染，应怀疑是否有输尿管阴道瘘，这时可行双染料试验，即口服非那吡啶（使肾尿液着色呈橙色），同时膀胱内注入蓝色染料（使膀胱内容物着色呈蓝色）。

5. 尿动力学检查（UDS）

尿动力学检查是唯一一项能准确测定膀胱尿道功能且安全可靠的检查。对于不同病理生理机能导致的尿失禁，尿动力学检查有助于明确诊断，并选择合适的治疗方案。以下情况患者均需进行尿动力学检查：患者经一般检查不能确诊、经验性保守治疗失败及进行手术治疗前。

基本的尿动力学检查包括尿流率测定和膀胱内压测定。

（1）尿流率测定：一种无创、易行和廉价的诊断性检查方法。其定义为单位时间内通过尿道排出的液体量，用以时间的函数形式计算出排尿的速度，单位为 ml/s。可用于下尿路功能障碍性患者的初诊、疗效评价和治疗后的随访，也可与其他侵入性尿流动力学检查项目同步联合测定。患者在最大膀胱容量下，在尿流率测定仪上排尿，了解最大排尿流速、平均排

尿速度、排尿时间和排尿量。当尿量在 150～400 ml 时，男性最大排尿速度＜ 15 ml/s，女性最大排尿速度＜ 20 ml/s 为异常。

尿流率测定的注意事项及质量控制：尿流率测定前建议记录排尿日志 3 d 以上了解患者平时排尿情况。排尿量在 150～400 ml 时测得结果较可靠，故检查前嘱患者适量饮水，尤其是带有适度甜味的水以快速获得满意的尿量。尿流率测定时需考虑到患者的隐私与排尿的习惯，检查应在安静、隐蔽的环境中进行，检查程序调整后，医务人员回避。尿流率曲线持续时间＜ 2 s 正负方向的变化应为赝像，需要人为纠正，方法是以平均跨度超过 2 s 的光滑曲线加以纠正。

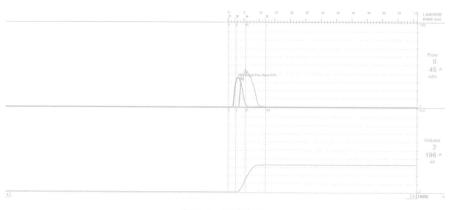

图 2-2　尿流率图

（2）膀胱内压测定：患者在尿流率测定后，先行残余尿测定。无菌条件下从尿道口插入一膀胱测压管至膀胱内，用来测定膀胱内压力。同时从肛门插入一直肠测压管，用来测定直肠内压力（近似等同于腹腔内压力）。膀胱测压管灌注通道以 10～100 ml/s 的流速向膀胱内注入常温的生理盐水，记录第一次尿感的膀胱体积，同时在患者咳嗽和听流水声时观察患者有无漏尿情况；最大尿感时，记录此时的膀胱体积，并观察咳嗽和听流水声的漏尿情况。

膀胱压力测定的注意事项：① 膀胱测压前应排除患者有泌尿系感染。② 严格执行 ICS 制定的零点压力标准和参考平面，才能使压力结果在不同患者之间和不同中心之间具有可比性。零点压力是当传感器（不与任何导管连接）开放于环境，或者当连接充满液体的导管的开放端与传感器在同一水平面时记录的压力值，应在此处调零。参考平面为耻骨联合上缘。参考平面是指传感器放置的水平，也就是传感器放置应与耻骨联合上缘保持同一水平。此时所有尿动力学压力值具有相同的静水压。③ 检查过程中需要和患者进行互动，告知患者膀胱充盈过程中可能出现的各种感觉，并要求其描述充盈过程中出现的任何感觉。④ 测定开始和整个过程要注意质量控制，包括体外调零，嘱患者按指定时间间隔咳嗽，观察腹压和膀胱压升高是否相等（两者相减逼尿肌压力无改变）。检查前应用生理盐水冲管排空气泡，调整测压管位置等。⑤ 当患者感觉膀胱完全充满时停止灌注，嘱患者排尿，并尽可能将尿液完全排空，以了解排尿时逼尿肌收缩力和尿道开放情况。

膀胱内压测定的正常结果：残余尿 < 50 ml；第一次尿感在注入盐水150～200 ml 时，最大尿感容量为 > 400 ml；膀胱内收缩压随注水而缓慢上升，注水停止，压力不再回至基线；无逼尿肌不稳定收缩。

（五）尿道压力描记

尿道压力描记可用于评价尿道控制尿液的能力，分为静态尿道压力测定、应力性尿道压力测定。静态尿道压力测定主要反映储尿期女性近端尿道和男性后尿道的尿液控制能力，可为各种近端尿道和膀胱颈梗阻的诊断及梗阻定位提供参考。

尿道测压注意事项：① 检查前做好患者教育，告知检查内容，缓解患者的紧张和焦虑。② 根据检查要求调整患者体位。③ 连接各管道前需彻底排出管道系统内的气泡。④ 保持恒定的灌注速度与牵引器退管速度。灌注速度在 1～2 ml/ min 时可获得理想的尿道压力。最适合的牵引速度应低于 7 smm/s，常用的牵引速度为 1 smm/s。

压力性尿失禁是指一种症状。从 UDS 角度看，压力性尿失禁是指在缺乏逼尿肌收缩的情况下增加腹压所产生的非随意漏尿。当腹压增加时漏尿，伴有排尿困难或尿频、尿急等膀胱过度活动症症状时需要进行尿动力学检查，内容包括：① 膀胱压力-容积测定；② 腹压漏尿点压（Abdominal Leak Point Pressure, ALPP）测定；③ 压力-流率测定；④ 尿道压力描记。有剩余尿及排尿困难表现的患者，还需接受影像尿动力学检查。压力性尿失禁在症状和体征方面最易混淆的是急迫性尿失禁，可通过

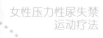

尿动力学检测来鉴别以明确诊断。

二、程度诊断

（一）临床症状

轻度：一般活动及夜间无尿失禁，腹压增加时偶发尿失禁，不需佩戴尿垫。

中度：腹压增加时及起立活动时，有频繁的尿失禁，需要佩戴尿垫生活。

重度：起立活动或卧位体位变化时即有尿失禁，需要佩戴尿垫生活且严重地影响患者的日常生活及社交活动。

（二）尿垫试验

尿垫试验可以检测一定时间段内发生的尿失禁，并通过在标准化状况下测量尿垫重量变化来量化尿失禁的量。尽管未被国际尿控协会高度推荐，尿垫试验仍被认为是评估尿失禁的一个选择。尿垫试验可以判断尿失禁的程度，但不能确定其原因。

尿垫试验的检测时间可以从不到 1 h 的短时间到 72 h 不等。短时的尿垫试验（1~2 h）通常在医师诊室内设计特定状态下（活动或运动）进行。如果患者膀胱容量恒定，不超过 1 h 的短期尿垫试验结果大多数是可靠的。Hahn 和 Fall 在报告中提及尿量在 50% 最大膀胱容量时的 1 个 20 min 的尿垫试验，患者在 20 min 内要攀登 100 步、咳嗽 10 次、跑步 1 min、洗手 1 min、跳跃 1 min。尽管患者对压力性尿失禁和尿垫试验结果的认知有 12% 的偏差，但在女性压力性尿失禁患者群未出现假阴性。

关于 1 h 尿垫试验的研究最多，如果膀胱容量和设定运动方式恒定，1 h 尿垫试验可能是最可靠的尿垫试验，虽然其反映日常生活中的尿失禁不如长时间尿垫试验（24 h）准确。

国际尿失禁咨询会推荐的 1 h 尿垫试验方法是试验前 15 min 让患者喝水 500 ml，然后完成一系列的运动。1 h 尿垫试验把尿垫重量增加超过 1 g 定义为结果阳性。

　　较长时间的 24 h 尿垫试验可以在家中进行，目的是使尿失禁的测定更接近现实生活。24 h 尿垫试验对压力性和急迫性尿失禁都可以进行量化。

　　根据 1 小时尿垫试验结果对女性压力性尿失禁严重程度分级：

　　轻度：1 h 漏尿 ≤ 1 g；中度：1 g ＜ 1 h 漏尿 ＜ 10 g；重度：10 g ≤ 1 h 漏尿 ＜ 50 g；极重度：1 h 漏尿 ≥ 50 g。

　　尿垫试验可以客观并且准确地评估患者尿失禁的程度，但在临床具体实施过程中可能会消耗大量的时间及人力资源。此外，进行尿垫试验可能增加患者的心理负担。

（三）尿失禁严重度指数（Incontinence Severity Index，ISI）

　　尿失禁严重度指数主要用于尿失禁患者的筛查，并进行严重程度的分类。ISI 因其简短、可信、方便而被广泛使用，但是该方法无法确定尿失禁的分型。

　　尿失禁严重度指数主要包括 2 个问题。第一个问题为：您出现尿失禁的频率？ A. 每月少于 1 次；B. 每月多于 1 次；C. 每周多于 1 次；D. 每天都有发生，依次分别计 1～4 分。第二个问题为：您每次的漏尿量为多少？ A. 几滴或很少；B. 量比较多，依次分别计 1～2 分。将 2 个问题得分相乘即为尿失禁严重度指数的总分。

　　轻度尿失禁：得分 1～2 分；中度尿失禁：得分 3～4 分；重度尿失禁：得分 6～8 分。

三、分型诊断

　　分型诊断并非必需，但对于临床表现与体格检查不甚相符，以及经初步治疗疗效不佳患者，建议进行尿失禁分型诊断。但需注意有时候几种尿失禁类型可以混合存在。

（一）解剖型 / 尿道固有括约肌缺陷（ISD）型

　　排尿期膀胱尿道造影，或影像尿动力学检查可将压力性尿失禁分为解剖型 /ISD 型。

也有研究者采用最大尿道闭合压（Maximum Urethral Closure Pressure, MUCP）进行区分，MUCP < 20 cm H_2O 提示 ISD 型。

（二）腹压漏尿点压（ALPP）

采取中速膀胱内灌注（50～70 ml/ min），在膀胱容量达到 200 ml 或达到 1/2 膀胱功能容量时停止膀胱灌注。嘱患者做 Valsalva 动作，直到可见尿道口有尿液漏出。记录尿液开始漏出时刻的膀胱内压力即为 ALPP。

ALPP 是一个连续参数，一般认为其参考值范围为：① VLPP ≤ 60 cm H_2O：提示尿道括约肌关闭功能受损，为Ⅲ型压力性尿失禁；② VLPP ≥ 90 cm H_2O：提示尿道活动过度，为Ⅰ型压力性尿失禁；③ VLPP 为 60～90 cm H_2O：提示括约肌关闭功能受损和尿道活动过度同时存在，或为Ⅱ型压力性尿失禁；④ 若膀胱压 ≥ 150 cm H_2O 仍未见尿液漏出，提示尿失禁有其他因素存在。

目前认为，大多数女性压力性尿失禁患者可同时存在盆底支持功能受损和尿道括约肌缺陷，以上分型可能过于简单。此外，确诊 ISD 的方法尚存争议，MUCP 和 ALPP 的检测有待规范，其临界值也需进一步验证。

四、常见合并疾病诊断

在诊断压力性尿失禁的同时，必须高度重视可以影响压力性尿失禁治疗效果的合并疾病，主要包括：膀胱过度活动症（即混合型尿失禁）、盆腔脏器脱垂、逼尿肌收缩力减弱及膀胱出口梗阻等。

（一）膀胱过度活动症

如患者主诉存在尿频、尿急伴或不伴急迫性尿失禁，应怀疑合并有膀胱过度活动症，高度推荐用排尿日记详细了解患者症状具体程度。OAB 诊治指南有更详细内容。

压力性尿失禁合并膀胱过度活动症（混合型尿失禁，Mixed Urinary Incontinence, MUI）的治疗应以改善患者生活质量为最终目的。如排尿日记显示患者尿次明显增加，并成为患者就医的主要原因时，应先治疗膀胱过度活动症状。膀胱训练、盆底肌训练及抗胆碱药物治疗均是高度推荐。

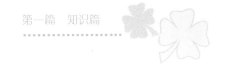

用抗胆碱药物 30 d 内需随访排尿日记，根据患者症状及生活质量改善程度，决定下一步治疗方案，包括：观察、继续用药、接受抗尿失禁手术。当混合型尿失禁患者以压力性尿失禁症状为主时，推荐进行尿道中段吊带术（Mid-Urethral Sling，MUS）手术治疗，术后 50%～70% 患者的 OAB 症状可能得到一定程度改善。

（二）盆腔脏器脱垂

盆底筋膜、韧带的松弛是压力性尿失禁与盆腔脏器脱垂的共同发病原因，所以两种疾病常合并发生。高度推荐截石位会阴检查以明确盆腔脏器脱垂及程度，并用 POP-Q 评分描述盆腔脏器脱垂。上文已详细阐述，此处不再赘述。

（三）逼尿肌收缩力减弱

逼尿肌收缩力减弱常见于老年妇女，如压力性尿失禁患者主诉排尿困难，首先高度推荐 B 超检查残余尿量，如其有异常，推荐尿动力学检查予以确认。需要指出的是常规尿动学检查存在生理性波动，压力性尿失禁患者尿动力检查 Pdet 一般表现较低，因此尿流率波动的曲线形态及腹压辅助排尿状态更具判断价值。

当患者同时存在压力性尿失禁和因逼尿肌收缩力减弱造成排尿困难时，首先应当了解何种症状对患者的生活质量影响大，同时也应当明白尿失禁给女性患者生活质量造成的麻烦远大于排尿困难。如果患者有明确的尿失禁症状，则抗尿失禁手术很有必要，对此类型的女性神经源膀胱患者还可选行尿道封闭术。术前必须告知患者，如术后残余尿增加，或出现尿潴留，需要行清洁间歇导尿治疗。

（四）膀胱出口梗阻

在除外 POP 所致膀胱出口梗阻外，女性膀胱出口梗阻多数属于功能性，女性尿道狭窄少见。当压力性尿失禁患者主诉排尿困难，在排除逼尿肌收缩无力和 POP 所致因素后，推荐行影像尿动力学检查进一步确诊。原则上需要先处理梗阻，随访 3 个月后根据病情再行抗尿失禁治疗。

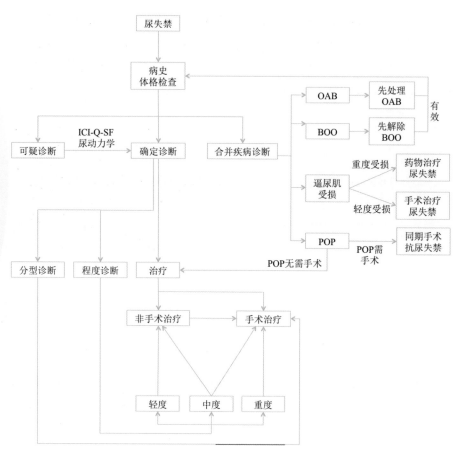

图 2-3　中国压力性尿失禁诊断与治疗指南推荐的诊疗流程

第三章 女性压力性尿失禁的治疗

一、非手术治疗

（一）保守治疗

1. 控制体重

肥胖是女性压力性尿失禁的明确危险因素，减轻体重可改善尿失禁的症状。

2. 盆底肌训练

压力性尿失禁中 90% 有盆底组织松弛引起。因此，治疗女性压力性尿失禁的关键在于恢复盆底肌肉功能和增加逼尿肌的稳定性。通过盆底肌锻炼能有效加强控尿能力，是治疗压力性尿失禁安全、有效、经济的治疗手段。

盆底肌训练可以通过多种手段达到，根据其治疗成本及复杂程度可以分为"基础治疗项目"和"高级治疗项目"。基础治疗项目包括凯格尔（kegel）训练、阴道锥训练及简易家用会阴压力计，可以在家中使用，无须使用昂贵仪器，低年资治疗师就能够掌握这些基础治疗项目。高级治疗项目需要使用较为复杂的仪器，需由较高年资的治疗师在门诊中实施。

凯格尔（kegel）训练最初由 Kegel 医生于 1948 年提出，它指患者有意识地对以肛提肌为主的盆底肌进行自主性收缩以加强控尿的能力。凯格

27

尔（kegel）训练指导患者用力收缩盆底肌来预防及治疗产后尿失禁。遗憾的是，如果不对动作要领详细说明并加以指导，有 50% 的患者并未能做出正确的训练动作。

目前一般使用盆底肌训练（Pelvic Floor Muscle Training，PFMT）一词代替传统的凯格尔（kegel）训练，其定义是"由专业人员指导的重复自主收缩盆底肌训练的治疗"。盆底肌训练的原则包括：① 训练方法要正确，在训练中要辅助患者正确识别盆底肌的部位，从而进行有效的盆底肌收缩训练，盆底肌收缩同时必须放松腹部和大腿的肌肉，避免臀大肌及腹肌的收缩。② 持久性，即使症状已经改善，仍需持之以恒，并进行"场景反射"训练，当有咳嗽、打喷嚏或大笑之前，能形成主动有力的收缩盆底肌的条件反射。③ 合理掌握训练节奏，不要过度锻炼，在训练时要注意盆底肌收缩时间，不能过长，否则会导致盆底肌疲劳。④ 患者盆底肌肌力恢复到 4 级以上时，可以练习增加不同程度的腹部压力情况下腹部肌和盆底肌协调收缩运动。循序渐进的肌肉训练或连同其他物理治疗辅助训练，如生物反馈、阴道锥、盆底电刺激，可以帮助恢复和加强盆底肌。

PFMT 通过自主的、反复的盆底肌肉群的收缩和舒张，增强支持尿道、膀胱、子宫和直肠的盆底肌张力，增加尿道阻力、恢复盆底肌功能，达到预防和治疗尿失禁的目的。PFMT 对女性压力性尿失禁的预防和治疗作用已为众多的荟萃（meta）分析和随机对照研究（Randomized Controlled Trials, RCTs）所证实。此法简便易行、有效，适用于各种类型的压力性尿失禁，停止训练后疗效的持续时间尚不明确。

目前尚无统一的训练方法，共识是必须使盆底肌达到相当的训练量才可能有效。可参照如下方法实施：排空膀胱后，取站立位、坐位或仰卧位，全身放松，持续收缩盆底肌（提肛运动）2～6 s，松弛休息 2～6 s，如此反复 10～15 次为一组。每天训练 3～8 组，持续 8 周以上或更长。

PFMT 可结合生物反馈、电刺激治疗进行，经常在专业人员指导下进行 PFMT 可获得更好的疗效。文献报道，PFMT 的短期有效率可达 50%～75%。但 PFMT 存在依从性差、训练技巧不容易掌握的缺点。

3. 生物反馈

假如患者不能正确完成盆底肌锻炼法，生物反馈技术能帮助患者识别相应的肌肉群，从而完成盆底肌锻炼。生物反馈是借助置于阴道或直肠内

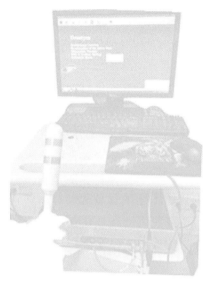
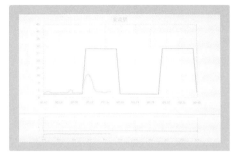
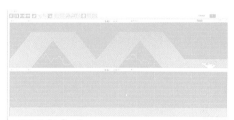

图 3　生物反馈治疗女性压力性尿失禁

的电子生物反馈治疗仪，监视盆底肌肉的肌电活动，并将这些信息转换为视觉和听觉信号反馈患者，指导患者进行正确的、自主的盆底肌肉训练，并形成条件反射（图 3）。

与单纯盆底肌训练相比，生物反馈更为直观和易于掌握，短期内疗效可优于单纯盆底肌训练，但远期疗效尚不明确。

4. 电刺激治疗

电刺激治疗是利用置于阴道、直肠内，或可植入袖状线性电极和皮肤表面电极，有规律地对盆底肌肉群或神经进行刺激，增强肛提肌及其他盆底肌肉及尿道周围横纹肌的功能，以增加控尿能力。

单独应用电刺激治疗对压力性尿失禁的疗效尚不明确，尚需大样本、长期随访的随机对照研究。与生物反馈和（或）盆底肌训练结合可能获得较好的疗效。

会阴完全失神经支配者是电刺激治疗的禁忌证，相对禁忌证包括心脏起搏器植入、妊娠、重度盆腔器官脱垂、下尿路感染、萎缩性阴道炎、阴道感染和出血。

5. 磁刺激治疗

同电刺激治疗不同，体外利用外部磁场进行刺激，改变盆底肌群的

活动，不需要在肛门或阴道插入电极。通过反复的活化终端运动神经纤维和运动终板来强化盆底肌肉的强度和耐力，从而达到治疗压力性尿失禁的目的。

磁刺激治疗是一种完全非侵入式的治疗方式，可以有效改善患者的症状，但应用时间较短，仍需大样本随机对照研究。

6. 传统医学疗法

尿失禁，古有论述。《素问·宣明五气》："膀胱不利为癃，不约为遗溺。"《金匮翼·小便不禁》："脾肺气虚，不能约束水道而病为不禁者，《金匮》所谓上虚不能制下者也……"祖国传统医学治疗尿失禁有多种方法和途径：如针刺、电针、针灸、灸法、穴位埋线、穴位注射、穴位贴敷、拔罐、针刺配合推拿、针灸配合穴位贴敷等。穴位主要以中极、关元、足三里、三阴交、肾俞、膀胱俞为主。

7. 阴道和尿道装置

该产品与装置是一种研发的专利，其通过物理手段对女性压力性尿失禁患者进行治疗的装置。方法：将治疗头放入患者阴道，打开开关，进行振动按摩、加热和电刺激；调节气囊内气体量，按压阴道内壁带动按压尿道和尿道括约肌。通过该类装置使得压力性尿失禁患者经过治疗后症状得到改善。

（二）药物治疗

药物治疗可减少患者的漏尿次数、提高生活质量评分。主要作用原理在于增加尿道闭合压，提高尿道关闭功能，目前常用的药物有以下几种：

1. 度洛西汀（Duloxetine）

度洛西汀是 5-羟色胺及去甲肾上腺素的再摄取抑制剂，它作用于骶髓的 Onuf 核团，阻断 5-羟色胺及去甲肾上腺素的再摄取，升高二者的局部浓度，兴奋此处的阴部神经元，进而提高尿道括约肌的收缩力，增加尿道关闭压，减少漏尿。该药用法为口服每次 40 mg，每天 2 次，需维持治疗至少 3 个月。不良反应中恶心、呕吐较常见，其他不良反应有口干、便秘、乏力、头晕、失眠等。

该药的 I 期临床研究显示，度洛西汀在健康志愿者中耐受性良好。在美国 48 个研究中心进行的 II 期临床研究发现，度洛西汀可以显著减少压

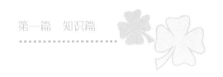

力性尿失禁的发作次数。随后在北美进行的Ⅲ期临床研究也得出了类似的效果：度洛西汀可显著降低尿失禁的发作次数，与基线比较，度洛西汀组平均减少50%以上，安慰剂组平均减少27%。在研究结束时，度洛西汀组有10.5%的患者尿失禁完全治愈，而安慰剂组只有5.9%。

度洛西汀的疗效在其他国家也进一步得到证实，52%的接受度洛西汀治疗的患者压力性尿失禁发作次数减少50%～100%，而安慰剂组仅为34%。另一项随机安慰剂对照研究表明，准备接受手术治疗的压力性尿失禁患者，经度洛西汀治疗后，20%的患者不愿再接受手术，而安慰剂组无一例改变手术计划。同时该研究发现，度洛西汀改善尿失禁的次数呈现剂量依赖性，其耐受性良好，研究中未发现具有临床意义的不良反应。

2. 雌激素

雌激素治疗压力性尿失禁的作用尚存在争论，有综述曾经得到的结论是雌激素对压力性尿失禁的治疗没有效果。使用雌激素时必须注意其不良反应，例如心血管病、血液凝集和可能增加乳腺癌的发病率等。

绝经后的压力性尿失禁患者是否应用雌激素替代治疗目前尚有争议。从临床经验看，这种替代治疗在一定时期内会有部分疗效。雌激素可以使尿道黏膜、黏膜下血管丛及结缔组织增厚，增强尿道的闭合压力，并增加功能性尿道长度，从而加强尿道的封闭机制。如无禁忌证，绝经后妇女单用雌激素治疗可以将压力性尿失禁症状缓解10%～30%，还可以减轻尿急、尿频等其他泌尿系统症状。

雌激素还可以通过增加α受体的数量和敏感性提高对α受体激动药的疗效。因此，对于那些不适宜手术的患者或轻度压力性尿失禁患者，在盆底肌锻炼的同时应用雌激素治疗，可能疗效更好。Makinen等认为，雌激素可作为绝经后尿失禁患者的手术、物理及药物治疗的补充，能够提高绝经后尿失禁患者的生活质量。

在雌激素的选择中，由于替勃龙（利维爱）是组织选择性雌激素活性调节剂，对泌尿生殖系统呈雌激素样作用，并且不刺激乳腺和子宫内膜增生，有较好的优势。应用雌激素联合周期性甲羟孕酮治疗中重度压力性尿失禁患者，76%的患者主观症状有所改善，因此认为，雌激素是治疗绝经后中重度压力性尿失禁的一种有效辅助治疗手段。

3. 盐酸米多君

盐酸米多君是选择性 α_1 受体激动药的代表，其活性代谢产物脱甘氨酸米多君的基本药理作用机制是通过激活平滑肌器官的 α 受体，作用于尿道近端和远端括约肌中的平滑肌纤维、尿道膀胱颈周围支托组织中的平滑肌肌纤维中的 α_1 受体，增强尿道收缩力，增大尿道关闭压，改善压力性尿失禁患者的尿控能力。

盐酸米多君是治疗 I 型、II 型女性压力性尿失禁的理想药物，对 III 型女性压力性尿失禁治疗效果较差。盐酸米多君单次用药有较好的改善压力性尿失禁作用，对于那些不能长期服药而又需要外出的患者，可在外出前 30 min 单次服用以达到暂时控制尿失禁的目的。

盐酸米多君初始剂量为每次 2.5 mg，2～3 次 /d，口服。必要时可逐渐增加到每次 10 mg。由于盐酸米多君对外周血管的 α_2 受体有兴奋作用，可引起血压升高，所以高血压患者应慎重用药。不良反应罕见，多表现为心律失常、寒战、皮疹等，剂量较大时可导致反射性心动过缓、头颈部出现鸡皮疙瘩或有排尿不尽感。其禁忌证为患有高血压、心律失常等严重心血管疾病、机械性尿路阻塞、急性肾功能不全、甲状腺功能亢进症、青光眼、妊娠及哺乳期妇女等。

二、手术治疗

（一）概述

当保守治疗或药物治疗压力性尿失禁不满意时，应考虑手术治疗。常见的手术方式包括无张力尿道中段吊带术、传统吊带术、尿道旁注射术。

既往曾经广泛使用的阴道壁悬吊术，虽然手术疗效稳定，并发症不多，但因创伤较大，目前运用越来越少。

压力性尿失禁手术治疗的主要适应证包括：

（1）非手术治疗效果不佳或不能坚持，不能耐受，预期效果不佳的患者；

（2）中重度压力性尿失禁，严重影响生活质量的患者；

（3）生活质量要求较高的患者；

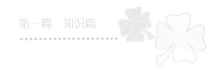

（4）伴有盆腔脏器脱垂等盆底功能病变需行盆底重建者，同时存在压力性尿失禁时。

存在以下情况时应慎重选择手术及手术方式：

（1）如果患者存在以急迫性尿失禁为主的混合性尿失禁，应先采用药物治疗；

（2）对于合并尿道阴道瘘、尿道侵蚀、术中尿道损伤和（或）尿道憩室的压力性尿失禁患者一期手术均不能使用合成吊带。如果必须同时行抗尿失禁手术，建议使用自体筋膜或生物吊带；

（3）压力性尿失禁合并逼尿肌功能减退需腹压排尿者、尿潴留、膀胱容量小的患者慎重选择抗尿失禁手术。

行手术治疗前应注意：

（1）告知患者：压力性尿失禁本身只影响患者的生活质量，并不致命；

（2）需征询患者及家属的意愿，在充分沟通的基础上作出是否手术的选择；

（3）注意评估膀胱尿道功能，必要时应行尿动力学检查；

（4）根据患者的具体情况选择术式。要考虑手术的疗效、并发症及手术费用，并尽量选择创伤小的术式；

（5）尽量考虑到尿失禁的分类及分型，并做针对性治疗；

（6）应嘱咐患者术后坚持盆底训练和保持体型的重要性。

（二）无张力尿道中段吊带术

Delancey J. O. 于 1994 年提出尿道中段"吊床"理论这一假说，认为腹压增加时，伴随腹压增加引起的尿道中段闭合压上升，是控尿的主要机制之一。据此，Ulmsten（1996 年）等应用无张力经阴道尿道中段吊带术（Tension-free Vaginal Tape, TVT）治疗压力性尿失禁，为压力性尿失禁的治疗带来了全新的革命。按吊带最终放置的位置可将此类手术分为耻骨后尿道中段吊带术（Retropubic Mid-urethral Sling）、经闭孔尿道中段吊带术（Transobturator Mid-urethral Sling）和单切口尿道中段吊带术（Single-incision Mid-urethral Sling）。耻骨后途径的手术按吊带穿刺方式又分为 down-up 式和 up-down 式，其各自的代表性产品分别为 TVT 和 SPARC（经耻骨上膀胱尿道吊带术，Supraubc Arch Sling，SPARC）；经闭

孔途径的手术按吊带穿刺方式又分为 in-out 术式和 out-in 术式，其各自的代表性产品分别为 TVT-O 和 TOT。根据穿刺方向也可分类为 vagina-to-skin 术式和 skin-to-vagina 术式。

1. 耻骨后尿道中段吊带术

TVT 在 1996 年首次报道，自此压力性尿失禁手术治疗真正进入微创阶段。此后出现了很多类似的吊带手术（吊带的材质和设计不同，或穿刺方向不同），各类吊带术之间的比较显示治愈率无明显区别，短期疗效均在 90% 以上。2008 年 Nilsson 等首次进行了 TVT 手术超过 10 年的长期疗效报道，疗效仍持续超过 90%。这类手术的最大优势在于疗效稳定、损伤小、并发症少。近年来此类吊带术进行了各种改进，如 TVT 的改进版的 TVT-EXACT，使得手术操作更加简单安全。尽管此类手术并发症并不常见，但有时可出现以下的术中和术后问题：

（1）膀胱穿孔：易发生在初学者或以往施行过手术的患者。术中膀胱镜检查是必不可少的步骤。如果术中出现膀胱穿孔，应重新穿刺安装，并保留尿管 1～3 d；如术后发现，则应取出吊带，留置尿管 1 周，待二期再安置吊带。

（2）出血：出血及耻骨后血肿并不罕见，多因穿刺过于靠近耻骨后中线或存在瘢痕组织。当出现耻骨后间隙出血时，可将膀胱充盈 2 h，同时在下腹部加压，阴道内填塞子宫纱条，严密观察，出血大多能自行停止吸收。

（3）排尿困难：多因悬吊过紧所致。另有部分患者可能与术前膀胱逼尿肌收缩力受损 / 膀胱出口梗阻有关，此类患者进一步行尿动力学检查有所帮助。对术后早期出现的排尿困难，可做间歇性导尿。1%～2.8% 患者术后出现尿潴留而需切断吊带，可在局麻下经阴道松解或切断吊带，术后排尿困难多立刻消失，而吊带所产生的粘连对压力性尿失禁仍有治疗效果。

（4）其他并发症：包括对植入吊带的异物反应或切口延迟愈合、吊带侵蚀入尿道或阴道、肠穿孔和感染等，最严重的是髂血管损伤。

2. 经闭孔尿道中段吊带术

为减少经耻骨后穿刺途径所带来的膀胱穿孔、甚至肠道或髂血管损伤的并发症，2001 年 Delorme 首先报道了经闭孔的穿刺途径（out in），即

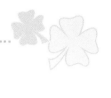

TOT 术式。2003 年 de Leval 报道了的 in-out 的经闭孔途径，即 TVT–O 术式。此类术式的近期有效率为 84%～90%，与 TVT 基本相当，但远期疗效仍有待进一步观察。

经闭孔尿道中段吊带术尽管基本排除了损伤膀胱或髂血管的可能性，但有可能增加阴道损伤的风险。少见的严重并发症主要有吊带阴道侵蚀和闭孔血肿、脓肿形成等。有专家认为：由于穿刺进针方式不同，TVT–O 术式安全性高于 TOT。近年来为降低 TVT–O 手术的术后腹股沟疼痛的发生率，推出了改进版的 TVT–ABBREVO，获得了初步的肯定结果。

总体而言，无张力尿道中段吊带术疗效稳定，并发症较少，高度推荐作为尿失禁初次和再次手术术式。

3. 单切口尿道中段吊带术

为进一步降低并发症，2006 年开始出现了单切口尿道中段吊带术，即只有尿道中段处的一个切口，缩短的吊带仅放置至耻骨后或闭孔处，省去了耻骨上或腹股沟处吊带穿刺出体表所导致的两个小切口，同时因吊带长度的缩短，降低了组织的创伤。

单切口吊带术的疗效文献显示差别很大，有的文献认为其疗效与无张力尿道中段吊带术相当，而有的文献显示其疗效明显低于尿道中段吊带术。其长期疗效更需要进一步观察。

可调节的单切口经闭孔尿道中段吊带术（其代表为 ADJUST 吊带）有望改善传统单切口吊带疗效不稳定的缺点。其特有的锚栓能更加有效地将吊带固定在闭孔处，并且一侧吊带的可调节装置使吊带的松紧度可在术后调整至更适合的程度，这从理论上有望改善单切口手术的缺点。ADJUST 与 TVT–O 的 1 年的短期疗效比较显示疗效相当（84% 和 85.5%）。

总体而言，单切口尿道中段吊带术因更加微创的理念而值得临床推荐，但尚缺乏长期的疗效观察。

（三）传统吊带术

此类吊带术是采用自体筋膜形成吊带，跨过尿道或膀胱颈后固定在腹壁或盆壁结构上以稳定尿道。近年来由于合成材料的并发症及疗效问题，自体筋膜吊带重新开始引起人们关注。此类吊带术一般采用自体材料，如腹直肌筋膜、阔筋膜等。

传统吊带手术虽然解决了吊带的组织相容性问题，但因为手术创伤较大，临床上更倾向于在 ISD 患者和抗尿失禁手术失败患者中使用。

（四）尿道旁注射治疗

1. 尿道旁填充物注射术（Urethral Bulking Agents）

尿道旁填充物注射术是治疗压力性尿失禁最微创的外科式，在内镜直视下，将填充物注射于尿道内口黏膜下，使尿道腔变窄、拉长以提高尿道阻力，延长功能性尿道长度，增加尿道内口的闭合，达到控尿目的。与前述治疗方法不同，填充物注射治疗不是通过改变膀胱尿道角度和位置，而主要通过增加尿道封闭能力产生治疗作用。其最佳适应证是单纯因 ISD 所导致的压力性尿失禁患者。

常用注射材料有硅胶粒（Macroplastique®）、聚四氟乙烯（TeflonTM）和碳包裹的锆珠（Durasphere®）等，其他可用注射材料有鱼肝油酸钠、戊二醛交联的牛胶原（ContigenTM）、自体脂肪或软骨、透明质酸/聚糖酐等。

优点是创伤小，严重并发症发生率低，并可多次重复进行。

不足之处：

（1）疗效有限，近期疗效 30%～50%，远期疗效差。双盲随机对照临床研究证实，注射自体脂肪疗效与安慰剂之间的差异没有显著性；

（2）有一定并发症，如短期排空障碍、感染、尿潴留、血尿、个别材料可能导致过敏和颗粒的迁移等，严重并发症为尿道阴道瘘。

因此，尿道旁填充物注射术可选择性用于膀胱颈部移动度较小的 I 型和 III 型压力性尿失禁患者，尤其是伴严重并发症不能耐受麻醉和开放手术者。

2. 尿道旁干细胞注射治疗

近年来运用各类干细胞作为注射材料进行压力性尿失禁的治疗取得了一些成绩，通过干细胞的注射促进括约肌的再生，并已经开始运用于临床。小样本量临床研究显示 2 年的有效率可达 75%。

其最大的优点在于组织相容性好，更符合生理性，是一种非常有前途的治疗方法，但需要更多的临床研究以及进一步的 RCT 研究来证实确定其真实疗效。

三、治疗后随访

（一）盆底肌肉训练（PFMT）的随访

1. 时间

训练后至少 8 周。

2. 随访内容和指标——主要随访 PFMT 治疗后的疗效

（1）连续 72 h 排尿日记和 1 h 尿垫试验；

（2）国际尿失禁咨询委员会尿失禁问卷表简表（ICI-Q-SF），指标包括尿失禁次数和量、生活质量评分等；

（3）必要时行尿动力学检查或盆底肌收缩强度测试。

3. 疗效判定

完全干燥为治愈；尿失禁减轻为改善；两者合称有效；尿失禁不减轻甚至加重为无效。

（二）药物治疗的随访

1. 时间

多为用药后 3～6 个月。

2. 随访内容和指标

（1）连续 72 h 排尿日记和 1 h 尿垫试验；

（2）国际尿失禁咨询委员会尿失禁问卷表简表（ICI-Q-SF），指标包括尿失禁次数和量、生活质量评分等；

（3）必要时行尿动力学检查。

药物治疗随访时需注意药物的不良反应的观察及记录：如 α 受体激动剂常见的血压升高、头痛、睡眠障碍、震颤和心悸、肢端发凉和立毛等不良反应；雌激素有可能增加乳腺癌、子宫内膜癌和心血管疾病的危险；度洛西汀有恶心等不良反应。

（三）手术治疗的随访

1. 时间

推荐术后 6 周内至少进行 1 次随访，主要了解近期并发症。6 周以后

主要了解远期并发症及手术疗效。

2. 随访内容和指标

（1）连续 72 h 排尿日记和 1 h 尿垫试验；

（2）国际尿失禁咨询委员会尿失禁问卷表简表（ICI-Q-SF），指标包括尿失禁次数和量、生活质量评分等；

（3）必要时行尿动力学检查，及其他无创检查，如尿流率；B 超测定剩余尿量。

对压力性尿失禁的术后随访中还必须观察和记录近期和远期并发症。

压力性尿失禁术后近期并发症常见有：出血、血肿形成、感染、膀胱尿道损伤、尿生殖道瘘、神经损伤和排空障碍、大腿内侧疼痛等。

远期并发症有：新发尿急、继发泌尿生殖器官脱垂、耻骨上疼痛、性交痛、尿失禁复发、慢性尿潴留及吊带的侵蚀等。

四、预防

（一）普及教育

压力性尿失禁是中老年女性的一种常见疾病。首先，医务人员应逐步提高自身对该疾病的认识及诊治水平，并广泛开展健康宣教活动，使公众认识并了解这是一种可以预防和治疗的疾病，便于对疾病做到早预防、早发现、早治疗。对于压力性尿失禁患者，还应注意心理疏导，向患者及家属说明本病的发病情况及主要危害，以消除其心理压力，将其对患者生活质量的影响降到最低限度。

（二）避免危险因素

根据尿失禁的常见危险因素，采取相应的预防措施。

1. 对于家族中有尿失禁发生史、肥胖、吸烟、高强度体力劳动以及存在便秘等长期腹压增高者，如出现尿失禁，应评估生活方式与尿失禁发生的可能相关关系，并据此减少对易感因素的接触机会。

2. 加强体育锻炼

加强体育锻炼，积极治疗各种慢性疾病。如肺气肿、哮喘、支气管

炎、肥胖、腹腔内巨大肿瘤等，都可引起腹压增高而导致的尿失禁，应积极治疗慢性疾病，改善全身状况，同时进行适当的体育锻炼及盆底肌训练。但需要注意的是要根据自己的实际情况选择合适的体育锻炼方法：如太极拳、太极剑、散步、慢跑、舞蹈等。

第四章　女性压力性尿失禁的护理干预

　　压力性尿失禁是指膀胱在没有收缩也没有过度充盈的情况下，由于腹压增高而导致膀胱内压超过尿道和括约肌产生的压力，尿液非自主性溢出的现象。随着年龄增加，骨盆肌肉支持结构发生退行性变化，膀胱括约肌无力而导致压力性尿失禁。压力性尿失禁在女性中发病率为15%～60%。中老年妇女因妊娠、分娩、肥胖、机体老化和雌激素水平下降等因素发生盆底肌肉的支持结构退行性变化，导致盆底肌肌力松弛而发生尿失禁。据统计，绝经后约有20%的女性深受尿失禁的困扰。尿失禁虽然不会直接威胁到患者的生命，但这种滴滴答答的尴尬，干扰了她们的日常生活、工作、社交、体育锻炼和性生活等，严重影响了她们的身心健康，降低生活质量。

一、尿失禁患者的心理问题

　　尿失禁被列为世界五大疾病之一，又被称为"社交癌"，是一个影响患者及其家庭成员心理、社会和卫生的重要健康问题。虽然尿失禁不如心脑血管和肿瘤等疾病严重威胁人们的健康和生命，但却影响着患者的生活质量，容易产生各种心理障碍。由于缺乏知识普及，对该病的危害性认识不够，且相当多的患者出于难言之隐使就诊率低下。特别是长期尿失禁患者易产生焦虑、抑郁、沮丧、难堪、痛苦等心理问题。有部分患者尿失禁的

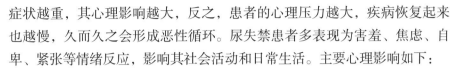

症状越重，其心理影响越大，反之，患者的心理压力越大，疾病恢复起来也越慢，久而久之会形成恶性循环。尿失禁患者多表现为害羞、焦虑、自卑、紧张等情绪反应，影响其社会活动和日常生活。主要心理影响如下：

1. 抑郁、焦虑、丧失自信。患者因经常漏尿而引起身体异味及外阴皮损，患者感觉自尊心受损，害怕出远门和参加社会活动与人接触。

2. 消极、悲观，顾虑重重。患者病程长，疗效不明显，其对疾病的发生、发展和预后掌握的信息不充分而产生消极情绪。同时因运动疗法治疗效果没有手术或药物那样立竿见影，对病情估计较为悲观，对疾病恢复缺乏信心，并因害怕成为家庭负担而顾虑重重。

3. 情绪不稳定，对外界敏感、易激惹。尿失禁患者的心理状态映射到行为上主要表现为愁眉不展，对外界事物冷漠、抗拒，食欲减退、失眠，不易适应新的环境，回避性生活，减少亲密行为，家庭关系紧张等。

因此，护理人员应多与患者沟通，了解患者的心理，针对性地开展健康教育和心理护理，帮助患者建立康复的自信。告知患者尿失禁并非是无法治疗的疾病，也无须羞于启齿，如患有尿失禁，不要沮丧，也不要讳疾忌医，应当及时就诊。如果能早期发现，并提早进行盆底肌锻炼和膀胱训练，可以延缓或明显改善漏尿的症状。鼓励患者积极面对疾病，提高依从性和心理承受能力，改善生活质量。

二、尿失禁患者的家庭支持护理

尿失禁损害个人健康，影响生活质量，还带来家庭社会问题。患者因担心找不到厕所出现的尴尬局面而不愿外出，患者的社交活动受到了较大的影响和限制。通常大多数老年人为了维持自尊，想方设法掩盖或否认尿失禁，但随着年龄的增长，控制能力的日益衰退，与社会的接触越来越少，使其孤立于社会、较少参加集体活动，对外界兴趣下降，患者的生活质量越来越差，社会功能缺陷也越来越严重。

改善老年女性尿失禁患者的生活质量，家庭被视为社会支持的基本单位，扮演着促进和保护个人健康的重要角色，是物质支持、精神安慰和生活照料的主要依托。家庭支持除提供经济和物质等有形的支持直接改善患者生活质量外，还使患者感受到关心、爱护及其在家庭中的重要地位和价

值，给患者以心理和情感上的支持。对于老年尿失禁患者来说，家人的理解和支持比提供物质条件更能促进疾病的康复，有助于提高个体的生活自理能力和心理满足感，改善患者的生活质量。因此加强家庭支持，呼吁全社会的关注对尿失禁患者意义重大。尿失禁患者的家庭支持护理可以从如下几个方面入手：

1. 尿失禁患者由于疾病因素导致内心敏感而脆弱，因此主动关心和询问患者的需求，了解患者的饮食、睡眠等情况，多与患者沟通交流，能减轻患者的孤独感和被遗弃感，并及时解决相关问题。

2. 鼓励患者参加患友会，用同伴教育的方法鼓励患者与疾病作斗争，树立战胜疾病信心，调动患者配合治疗，主动康复的积极性。

3. 对生活不能自理的尿失禁患者，加强对家属或护理员的教育和指导工作，让他们协助鼓励患者适当运动，提高自我护理能力，避免产生依赖性和惰性，以促进患者康复。在生活中注意按患者的生活规律和习惯行事，不要勉强他们改变长期形成的习惯和嗜好，要尽量满足其生活需求。

4. 遵医嘱用药，不乱用秘方，以提高药物的疗效。

5. 在病情许可下适当进行趣味运动，有助于克服消极情绪。除了适当户外运动外，每日坚持进行提肛运动，有助于尿失禁的治疗。

6. 使用纸尿裤的患者应勤换纸尿裤、衣裤及床单，保证皮肤的清洁干燥，减少异味。

7. 及时处理皮肤局部炎症：如尿失禁患者发生尿路感染、外阴部湿疹，必须及时治疗。由于尿液长期浸湿皮肤使皮肤角质层变软而失去正常防御功能，加之尿中氨对皮肤刺激，引起皮疹，甚至增加压力性损伤的风险，因此要做好皮肤清洁工作，可用温水清理皮肤，勤洗勤换，适当采用护肤用品进行保护。

8. 对伴有排尿困难的患者可定时让患者坐坐便器，有意识地控制或引起排尿，及时排空膀胱，避免因尿潴留而引发尿路感染和结石的风险。

9. 指导夫妻双方如何拥有健康和谐的性生活。尿失禁患者阴道干涩，性欲降低，性交疼痛，因此指导双方性生活时动作轻柔，适时使用润滑剂。对于在性交过程中可能出现尿液漏出的现象，鼓励夫妻双方相互体谅和理解。有研究表明家庭的和谐，夫妻性生活的满意程度可以减轻患者的心理负担，使患者的正性情感得到极人丰富，从而感到幸福和愉快，减少

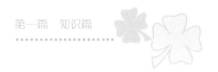

其发生抑郁的可能性。

三、尿失禁患者的自我调控

1. 适度从事体育运动

尿失禁患者应该坚持运动养生，根据自己的体质和兴趣，经常有规律地进行身体锻炼。运动不仅仅指体力运动，也指脑力运动。例如：跑步、打球、爬山、太极拳等是体力运动，下棋、打牌等则是脑力运动。

2. 积极参与社会活动

尿失禁患者应该保持心态平和，心情愉悦、热爱生活、积极参与各种活动，做力所能及的事情，切莫心急气躁。

3. 压力性尿失禁患者生活方式或行为的改变

所有的健康行为理论都基于同一个事实，即健康是可由某些行为调节的，健康行为具有改变的潜力。与压力性尿失禁有关的可改变的健康行为主要有以下几点：

（1）减肥

保持正常体重是预防尿失禁发生的重要因素。有研究在超过一年的基线测量和随访中发现，压力性尿失禁在摄入更多脂肪、饱和脂肪酸、单不饱和脂肪酸的女性和那些过度摄入碳酸类饮料、锌及维生素 B_{12} 的人群中的发生率更高。在摄入更多蔬菜、面包和鸡肉的女性中较低。对于病态肥胖及中度肥胖的女性减轻体重是降低尿失禁发生率的重要手段。

（2）治疗便秘

因便秘而长期用力排便、过度增加腹压是导致盆腔器官脱垂和尿失禁的一个危险因素。流行病学研究表明，便秘和尿失禁之间有关联，并且一些早期的研究表明排便用力过猛和骨盆功能异常有明确的联系。便秘治疗已被证实能显著降低老年性下尿路不适症状。因此，患者应多吃新鲜的蔬菜水果，每日摄入 400～500 g 蔬菜，以绿色、深黄色、红色蔬菜为佳，因为它们含有丰富的膳食纤维、胡萝卜素和矿物质。大便干燥的患者可多吃桃子、香蕉、橘子等水果，这些水果有缓泻作用，减少排便困难。

（3）合理调整饮食结构

随着年龄的增长，人体各种器官的生理功能有不同程度的减退，尤其

是消化和代谢功能，直接影响了人体的营养状况。因此，女性尿失禁患者应该合理调整饮食结构，避免营养过剩导致肥胖。据许多文献报道，压力性尿失禁的发生与患者的体重指数增高有关。患者每日应遵循"多水、多纤维、低糖、低热量，适当补充营养素为原则进行合理调配。"尿失禁患者每日应摄入 300～500 g 的谷物为宜，注意粗细搭配，尤其要增加粗粮的摄入。适当饮水，每日保持尿量在 1 000～1 500 ml 左右，可以减少尿失禁的发生。老年人容易缺钙，而奶类是钙的最佳来源，老年尿失禁患者应每日摄入 250 ml 的鲜奶和酸奶，肉类控制在每日 100～150 g，而且要注意多样化。老年人不仅要吃"红肉"，如猪肉、牛肉、羊肉，而且要吃"白肉"，如家禽肉和鱼肉等。

（4）避免饮浓茶、咖啡及酒精类饮料

据调查每天喝浓茶超过 1 杯的女性患者，任何形式的尿失禁的危险性会中度增加。每天喝 4 杯以上咖啡的女性比咖啡因摄入较少的女性出现尿失禁的危险多 2 倍。因为咖啡因是神经系统刺激物，在体内和体外试验中均证实对逼尿肌有刺激作用，饮用者容易出现膀胱肌肉力量减弱，无力性膀胱是尿失禁尤其是老年女性尿失禁的主要原因。

（5）戒烟、治疗肺部疾病以及咳嗽

吸烟引起的咳嗽可以诱发压力性尿失禁的发生。长期慢性咳嗽可加重盆底肌的负担，造成盆底肌松弛。在一项研究中，研究人员对 20 岁以上女性的膀胱控制能力与锻炼、吸烟、身高和体重、饮酒及喝咖啡情况的相关性进行了调查，调查结果显示，每天吸烟量超过 20 支的女性，患任何一种形式的尿失禁的危险性都较高，患严重尿失禁的危险性超过非吸烟者的 2 倍，重度吸烟会增加膀胱控制障碍性疾病的发生率。

（6）避免腹压增加的动作及剧烈运动

指导患者注意改变使腹压增高的行为方式和生活习惯（如长期站立、蹲位、负重、长期慢性咳嗽、便秘等），注意适当锻炼，增强体质，对合并慢性咳嗽、便秘等患者给予及时治疗。

（7）生活习惯的调整

尿失禁患者的卧室应离厕所较近，以方便患者如厕。厕所地板应该保持干燥，光线充足，以免跌倒。以坐式马桶为佳，对于老年人及下肢活动不便的患者，坐式马桶的高度应较平常为高，可方便使用者坐下及起立，马桶周围设置扶手。使用纸尿裤患者，保持房间的通风，房间内放置加盖垃圾桶，以避免散发异味。患者常活动的房间内，使用防水的家具及地板，如塑料或石材地板，可方便擦拭。

四、尿失禁患者的行为治疗

1. 认真评估失禁的类型，根据具体情况指导患者重新建立排尿习惯，让患者定时排尿，当膀胱内储尿量减少时，即使腹压增加，漏尿量也较少，减轻压力性尿失禁对患者生活质量的影响。建议患者养成起床排尿，定时排尿，睡前排尿的习惯。根据患者病情制定适宜的排尿时间间隔，并让患者记录每周的饮水及排尿情况。如合并急迫性尿失禁患者可根据上周的排尿记录来调整本周的排尿时间表，有意识地延长排尿间隔，以恢复正常排尿节律。比如，开始时排尿间隔为 0.5～1 h，以后逐渐延长到 2～3 h。

2. 盆底肌锻炼是压力性尿失禁行为治疗的基础。通过锻炼可提高盆底肌肉力量，使患者的症状显著改善。快速有力地收缩盆底肌（2 s）并快速放松肌肉。收缩盆底肌并维持（5～10 s），然后以同样长短的时间彻底放松肌肉。患者每日在三种不同体位下最少锻炼两次，每次锻炼盆底肌 15～30 min。盆底肌锻炼需遵循 2 个原则：其一要掌握正确的锻炼方法，锻炼正确的盆底肌肉群，避免臀大肌及腹肌的收缩，否则非但不能改善症状，反而加重病情。其二要有持久性，即使症状已获得改善，仍须持之以恒，并训练"情境反射"，当有咳嗽、打喷嚏或者大笑之前，能主动进行盆底肌锻炼。具体内容详见本篇第五章。

3. 生物反馈治疗是盆底肌锻炼的辅助手段，常采用模拟的声音或视觉信号，提示（或反映）患者正常及异常盆底肌活动的状态，使医生及患者了解盆底肌锻炼的情况，以制定更正确有效的盆底肌锻炼方案。生物反馈能帮助患者正确认识盆底肌的位置及正确的锻炼方法。而控尿能力的真正改善要靠患者自身积极正确的锻炼，在治疗中要多引导，使患者积极、主动参与。

4. 电刺激，即用低频电流刺激盆腔神经或阴部神经引起反射性刺激，通过神经回路增加尿道括约肌收缩或者直接刺激盆底肌收缩以加强控尿能力。电刺激引起盆底肌的广泛收缩，提供被动的锻炼方式增加尿道关闭功

能，作为生物反馈的辅助治疗，对于单纯性真性压力性尿失禁，一般不建议单独使用。压力性尿失禁患者居家每日采用 50 Hz 电刺激治疗。

五、尿失禁患者的药物指导

药物治疗压力性尿失禁的原理是通过增加尿道平滑肌和横纹肌的张力和紧张度，达到增加尿道闭合压的目的。尿失禁患者需了解药物的作用和不良反应，故给予患者正确的指导和教育非常重要，以帮助患者认识可能出现的问题，减少恐惧心理，发现异常及时采取措施预防和应对。如 α 肾上腺素能兴奋剂能增加尿道阻力，但其不良反应大，可出现心悸、失眠、血压升高、头痛等，故对高血压、心血管疾病、甲状腺亢进或老年人不宜使用或慎用。

六、尿失禁患者的手术护理

无张力经阴道中段尿道吊带术（Tensionfree Vaginal Tape, TVT）为吊带通过中段尿道下方进行 U 形悬吊后，从耻骨上方下腹部 2 个小切口近似垂直走向穿出。TVT 适用于盆底肌训练等非手术治疗无效的中重度压力性尿失禁患者，它是压力性尿失禁患者安全有效的微创手术，术后尿潴留可以采用暂时性导尿或间歇性自家导尿。围术期护理如下：

1. 术前严格控制阴道炎。术前晚和术日晨用含有效碘 250 mg/L 的聚维酮碘进行阴道冲洗。

2. 术后指导患者双腿屈曲或平放，稍微外展，充分放松下腹部肌肉，减轻会阴部不适。

3. 术后 6 h 可以饮水，逐步过渡至普通饮食。鼓励进食富含膳食纤维的食物，预防便秘，减少辛辣刺激食物的摄入。

4. 留置导尿管期间做好相关导尿管护理。

5. 术后阴道内填碘仿纱布至术后 24 h 取出，注意阴道出血情况，清除阴道分泌物，保持会阴部皮肤清洁干燥。

6. 术后由于导尿管的刺激以及尿道上方放置吊带刺激的缘故，患者术后可能出现膀胱痉挛以及尿液自导尿管周围漏出的现象。

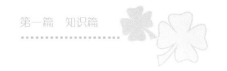

7. 两侧下腹部不适或疼痛感，是吊带和周围的组织磨合过程，一般 3～4 周自行缓解，如不能缓解应及时就诊。

8. 拔出导尿管后 1～2 周，由于吊带刺激尿道水肿或盆腔血肿压迫膀胱有关，患者会出现尿频、尿急的膀胱过渡活动的症状，可以服用抗胆碱药物以缓解症状。

9. 术后一个月避免增加腹压的剧烈运动，如奔跑、骑自行车、提重物、剧烈咳嗽等，便秘的患者可服用软化粪便的药物或缓泻剂。

七、尿失禁患者的随访

尿失禁不是单靠药物就能治愈的过程，是个体化基础上将药物协同行为治疗相结合的过程，定期随访调整治疗护理计划非常重要。随访内容包括评估患者居家护理存在的问题、膀胱训练、药物服用、排尿日记、并发症等情况。

八、案例分享

案例 1

患者，女，49 岁，职业白领，近周出现剧烈咳嗽时有尿漏，量少。

全身评估：已婚，育有一女，自然分娩，分娩时为急产和 3 度会阴撕裂伤，当时经治疗后恢复良好。平时体健，45 岁时月经不规则，47 岁绝经。近周有呼吸道感染，止咳消炎抗感染治疗中。

专科评估：无尿频、尿急和排尿不尽感，正常尿流，有尿失禁，量少，发生率每天 2～3 次，在剧烈咳嗽时发生，漏尿症状在膀胱充盈时尤甚，有尿意时可以憋尿但不能维持很久。大便正常，喜饮咖啡，近日工作劳累。

【临床诊断】

轻度压力性尿失禁

【治疗原则】

改善盆底功能，治疗呼吸道疾病。

【护理措施】

1. 指导盆底功能锻炼，加强盆底肌功能

（1）解释出现尿失禁的原因，如其生育时年龄已为 30 岁，加之经阴道分娩，分娩时有会阴损伤。目前面临绝经，雌激素水平下降，根据体重指数，其属于偏胖者，诸多因素造成盆底功能下降，因压力增加造成控尿失常而引发尿失禁。

（2）解释盆底肌功能锻炼的目的和重要性，由于目前还是比较早期，可通过功能锻炼的方法训练盆底功能，帮助其恢复。

（3）告知盆底肌的结构及肌肉动作，并指导正确认识盆底肌。

（4）介绍几种盆底肌训练的方法和体操，让患者根据自己的情况选择合适的训练方法，并说明持之以恒的重要性。

2. 康复指导

（1）改变饮食饮水习惯，避免咖啡因的摄入，每日饮水量保持在 1 800～2 000 ml。尽量避免睡前 2 h 摄入，以保证夜间睡眠。

（2）多吃水果和蔬菜，多吃富含膳食纤维的食物，避免便秘。

（3）及时治疗呼吸道疾患，避免因咳嗽而造成腹压增加的动作。

（4）控制体重，避免久坐。

（5）注意劳逸结合，避免过度劳累。

（6）及时排空膀胱，避免胀满，养成不憋尿的习惯。

（7）注意会阴部的清洁卫生，避免尿路感染及失禁性皮炎的发生。

（8）定期随访，如症状加重及时来院，调整治疗护理计划。

【护理结果】

患者经呼吸科协同治疗，呼吸道感染 2 周痊愈。专科治疗选择了盆底操训练及生活行为治疗，8 周后随访：在剧烈运动和剧烈咳嗽时未出现压力性尿失禁情况，对控尿有满意的结果。建议患者将盆底操作为常规的运动方法，以增加盆底肌肉强度，延缓肌肉松弛。1 年后电话随访未再发生漏尿。

案例 2

患者，女，56 岁，入院前 5 年无明显诱因下出现咳嗽、跑步时尿液不自主漏出。患者病程中无发热，无尿频、尿急、尿痛等尿路刺激症状，经门诊给予生物反馈两个疗程，骨盆底肌训练和药物等治疗。近一年漏尿症状进行性加重，平卧后好转，否认急迫性尿失禁，否认血尿。有便秘，偶尔依靠药物解便。否认有其他器质性疾病，为求进一步诊治，收治入院。入院前尿动力学检查：膀胱充盈过程中未见明显逼尿肌活动过度；膀胱容量 450 ml；膀胱排尿过程呈低压低流、腹压辅助排尿模式，逼尿肌收缩力差；膀胱排空好；提示压力性尿失禁。入院后完善各项术前检查，生化检查。尿液分析：尿糖（GLU）normmg/dl，尿蛋白（PRO）10 mg/dl H，白细胞（镜检）2.9/HP，红细胞（镜检）2.1/HP。肾功能：肌酐 42.5 umol/L，尿素氮 6.10 mmol/L，尿酸 274.00 umol/L。心电图等常规检查均正常。于 2017 年 7 月 23 日在全身麻醉下行 TVT 尿道膀胱悬吊术。术中见膀胱内未及明显新生物和结石，膀胱三角区可见脱垂。患者术后恢复好，于术后 3 d 出院。患者对手术寄予很大希望，希望彻底摆脱失禁困扰。

【临床诊断】

压力性尿失禁

【治疗原则】

完善术前常规检查，行 TVT 手术治疗。

【护理评估】

1. 心理评估：患者尿失禁病程长，经非手术治疗后，症状加重，对手术充满期待，认为手术可以彻底康复。沟通中评估发现患者对手术知识欠缺。

2. 病史评估：患者尿失禁期间已经经过 5 年的非手术治疗，对骨盆底肌训练方法掌握自如，有便秘，喜欢吃荤菜不喜蔬菜，因失禁缘故饮水量少。日常生活能自理，打理家务。

3. 会阴部皮肤评估：近一年来使用卫生巾用品，会阴部皮肤无皮炎和瘙痒等不适。

【护理措施】

1. 心理护理：向患者介绍手术相关知识，告诉患者手术后可能出现的问题和应对的措施，取得患者的理解和配合。

2. 指导患者正确的饮食和生活方式，饮食原则为丰富维生素、膳食纤维，优质蛋白质饮食。多吃蔬菜和水果，多饮水，保证每日尿量在 1 500～2 000 ml。改善便秘，避免腹压增加的动作。

3. 教会患者学习自家清洁间歇导尿，在术后发生尿潴留时可以自行清洁间歇导尿。

4. 术后指导

（1）术后由于导尿管的刺激以及尿道上方放置吊带刺激的缘故，患者术后可出现膀胱痉挛的症状，尿液自导尿管周围漏出。

（2）两侧下腹部不适或疼痛感，多于吊带穿刺时伤及周围神经，一般3～4周自行缓解。

（3）拔出导尿管后1～2周，由于吊带刺激尿道水肿或盆腔血肿压迫膀胱有关，患者会出现尿频、尿急的膀胱过渡活动的症状，可以服用抗胆碱药物以缓解症状。

（4）术后一个月避免增加腹压的剧烈运动，如奔跑、骑自行车、提重物、剧烈咳嗽等，便秘的患者可服用软化粪便的药物或缓泻剂。

（5）术后保持个人清洁卫生，术后7天来门诊拆线。

【护理结果】

患者出院后按照要求完成相应措施，术后恢复良好，尿失禁治愈。

九、自家清洁间歇导尿

1. 概述

自家清洁间歇导尿指的是在清洁条件下，定时将尿管经尿道插入膀胱，规律排空尿液的方法。该方法根据膀胱正常生理以及神经反射机制的理论而创立的，可根据个体的情况设置导尿的时间，间歇扩张膀胱，使膀胱内压力维持在 40 cm H_2O 以下，帮助恢复膀胱储尿和排尿的功能，减少因留置导尿引起的尿路感染、结石等并发症，以保护上尿路的功能。此操作已成为世界公认的对于尿潴留的患者膀胱管理方法。此操作需由患者本人或家属在清洁条件下操作。

2. 适应证和禁忌证

适应证：神经系统功能障碍所致的排尿障碍、非神经源性膀胱功能障碍等所致的排尿障碍、排尿不全，包括膀胱内梗阻、膀胱全切术后可控性尿流改道者、需检查获取尿标本或精确测量尿量等。

禁忌证：不能自行导尿且照顾者不能协助导尿的患者、认知功能障

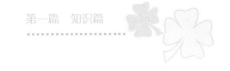

碍不能配合者、尿道解剖异常，可疑尿道损伤和尿道肿瘤者、膀胱容量
＜ 100 ml 以下者、严重尿路感染、尿失禁等患者。

3. 操作流程

（1）物品准备：合适型号的导尿管、卫生纸、洗手液、湿巾纸、润滑
剂、有刻度的尿杯或尿壶。

（2）患者体位：根据病情可选择仰卧位、坐位、站位。

（3）手部卫生：操作前用洗手液按六步洗手法洗手两次，清水冲洗干
净，擦干。

（4）会阴部卫生：每日至少用流动水清洗会阴部两次，导尿操作前可
用湿巾纸清洁尿道口至少两遍。

（5）操作步骤：清洁双手及会阴部；用润滑剂润滑导尿管；找到尿道
外口插入导尿管，见尿液后再送入 1～2 cm，手固定好尿管直至尿液停流；
轻柔缓慢拔出尿管，尽量排空膀胱内残尿；记录导出尿液的量，每次导尿
量均应记录。

4. 注意事项

（1）实施该操作前对患者及家属进行相关知识的培训，包括：间歇导
尿的目的、具体操作方法、导尿时间的选择和饮水要求、导尿过程中可能
会发生的问题和应对的方法等。如插管和拔管困难可能是因为尿道痉挛引
起，切忌硬插或硬拔，尽量放松后再行操作。

（2）导尿管一般选择 10 F～14 F 尿管，建议使用无菌导尿管，以减少
感染的概率，操作时避免用手直接接触导尿管。

（3）做间歇导尿期间每日饮水量控制在 1 500～2 000 ml。建议均匀
安排每日饮水量，建议晚上 8 时后饮少或不饮水，以保证夜间的睡眠和休
息。建立排尿日记，便于随访和追踪。

（4）自家清洁间歇导尿期间如果发现尿液有恶臭，明显浑浊，下腹坠
痛，发热腰酸腰痛症状时，提示有膀胱炎或泌尿系统感染，应及时来院就
诊，给予对症处理。

（5）正确认识尿道口，女性可采用小镜子帮助看清尿道口。如误插入
阴道，可拔除，导管应冲洗或更换，不可将插入阴道的导管再插入尿道。

（6）插管的时间和次数是根据个体病情而定，请按专科医生的指引
操作。

第五章 女性压力性尿失禁运动疗法的原理与原则

　　女性在更年期后雌激素水平明显下降，老年人的神经调节功能弱化，这些因素确实容易导致尿失禁。但是，尿失禁不是老年人的"专利"，产后女性也是尿失禁的一大高发人群。许多女性注重产后减肥塑身，却忽视盆底肌训练，导致产后逐步出现产道松弛、尿失禁等。而美国早在法律上规定每个产妇生产后需接受盆底肌康复训练，否则今后尿失禁手术将不得使用医疗保险。目前，我国一些妇产科专科医院及大型综合性医院的妇产科开始开展产后盆底肌康复训练。美国泌尿学会的统计显示，有一半以上的女性都面临着尿失禁的困扰，患者需行常规检查，如妇科检查及相关的神经系统检查了解尿失禁的情况。排尿日记、尿垫试验、咳嗽诱发试验是评估患者尿失禁程度及确诊压力性尿失禁的重要方法，还可结合膀胱颈抬高试验、棉签试验、尿动力学检查结果。

　　由于尿失禁的患者群主要为产后及中老年妇女，孕期和产后早期的盆底肌康复训练就显得非常重要。治疗压力性尿失禁的关键在于恢复盆底肌肉功能和增加逼尿肌的稳定性。尽管针对尿失禁的治疗手段已较为丰富，例如手术治疗、药物治疗、电刺激疗法、针灸治疗、行为治疗等，但是最安全、损伤最小、最廉价、最方便的方法还是运动锻炼。

　　盆底肌锻炼（PFME）又称耻尾肌自然锻炼法（简称凯格尔锻炼法），是由美国妇产科医生凯格尔（kegel）创建于1948年。其目的是通过锻炼耻-尾骨肌肉群，增强盆底肌肉组织的张力，改善盆腔器官支持，增加尿道内压。患者有意识地自主性收缩肛提肌为主的盆底肌肉，使膀胱恢复到正常的生理位置，增强控制小便的能力，防止尿失禁。研究表明 PFMT 对压力性尿失禁的改善率可达 70%，依从性越好则改善率越高。虽然凯格尔锻炼法能改善女性尿失禁的症状，但其起效的关键在于正确的肌肉群锻炼和良好的依从性。然而，这两者在实施上存在一定的局限性。原因在于：（1）盆底肌在骨盆看不到的位置，看不见、摸不着。（2）传统的讲授指导过于抽象，无法让患者真正意会，许多妇女无法达到正确练习的效果，而且凯格尔锻炼法相对比较枯燥，导致受训者兴趣降低，难以长时间坚持，最终无法达到应有的疗效。

一、收缩盆底肌的能力

开始 PFMT 前，需要确保患者能进行正确的盆底肌收缩。正确的盆底肌收缩包括两个部分：紧缩盆底开口并向内提升。许多研究团队证实超过 30% 女性首次无法进行自主盆底肌收缩，甚至在个人指导后也不能。343 个澳大利亚女性，18～79 岁参加常规的妇产科随访，44.9% 无法收缩盆底肌。据报道仅 26.5% 人在腹压增加前出现无意识的收缩。常见的错误如下表所示：

表　几种常见的错误的盆底肌收缩

错　误	观　察
用腹肌而不是盆底肌收缩	患者弯腰，或者开始尝试收腹
臀内收肌收缩而非盆底肌	可见大腿内部收缩
臀肌收缩而非盆底肌	可见患者臀部向中间挤压，抬臀
停止呼吸	可见患者紧闭双唇屏气
加深吸气	患者深吸气同时伴有腹肌收缩，误用吸气来试着"抬高"盆底
拉紧	患者往下压，在不穿衣服情况下可见会阴部朝尾椎挤压。如果患者有盆腔器官脱垂，此动作会加重脱垂

如果患者每日用力训练的不是正确的盆底肌，训练将会永久延伸、弱化和伤害盆底肌底收缩能力。此外，用力不当会拉伸筋膜和韧带的结缔组

织，增加盆腔脏器脱垂发生的可能。因此开始训练前适当评估盆底肌收缩能力和反馈是非常必要的。

二、正确的盆底肌收缩临床实践教育

1. 学习正确的盆底肌收缩可分为 5 个层面

（1）理解：患者需要理解盆底肌在哪里，以及它们工作机理（认知功能）。

（2）搜索：患者需要时间把理解运用到自己身上——我的盆底肌在哪里？

（3）寻找：患者必须找到盆底肌在哪里，通常还需要专业人员再次确认位置。

（4）学习：找到盆底肌后，患者需要学习如何进行盆底肌的正确收缩，专业人员的指导反馈是必须的。

（5）控制：学会收缩后，多数人仍旧会努力很久才能进行正确的控制和协调收缩，并在每次收缩过程中尽可能多地锻炼到更多运动单元。多数人并不能维持收缩这个状态，在他们首次尝试训练的时候，常会发生重复的收缩或者收缩太快、力度太大等问题。

通常可以通过教学工具让患者正确地认识盆底肌，指导人员可以通过语言、教具或者和学习者的直接身体接触等方式让患者真正找到盆底肌。

2. 教学工具

为了正确地进行盆底肌收缩，指导人员可以使用不同的教学工具。

（1）通过讲解让患者认识盆底肌功能。指导人员可以使用盆底的图画和解剖模型来向患者展示肌肉解剖位置。建议指导人员在站位时展示正确的盆底收缩方法，展示骨盆或者大腿从外看是无运动的。患者也能摸专业人员的臀部来感觉臀肌收缩和盆底肌收缩时这些肌肉在保持收缩状态时候的差异。让患者提问并自己练习。

（2）用想象来帮助患者理解。比如描述收缩是一种提升，是以门的关闭为开端（挤压）然后电梯开始向上（提升）。多数患者对下半身知觉反应较慢，所以首先在盆底区域让患者利用外部盆底肌让骨盆朝不同方向转动。当患者对盆底区域熟悉后，患者可以开始关注于内部盆底肌。

（3）使用骨骼模型让患者把手放在里面，好似盆底肌在盆底内。然后指导人员用手朝"盆底"按压，让患者理解盆底肌是所有盆底器官支持以及它是如何抵御腹压的增加。

（4）直接的身体接触可以用来加强感知刺激以及促进本体感受。教盆底肌收缩有效位置就是让患者坐在扶手或者桌子的边缘，腿外展，背伸直，脚着地，臀弯曲。这样的位置，患者得到外提感受，对有些可能是本体感受，会阴/盆底肌的刺激。接着，教患者挤压，然后不站起，但是感觉远离椅座，然后再放松。完成此项动作后，患者到厕所排空膀胱。指导人员观察并阴道触诊，每次收缩患者和指导人员都给出口头反馈。实践、训练是学习的前提。每次反馈都要指出两者间的区别，因为这些反馈是患者的表现，同时鼓励患者继续坚持。

（5）患者在进行盆底功能锻炼时需要完全的专注。

三、尿失禁运动疗法的理论基础

瑜伽和中国传统导引术中，有许多针对会阴部、盆底肌锻炼的内容，而且现代健身健美运动中，也有丰富的增强下腹部肌肉，使机体适应腹内压变化的锻炼方法。因此，本研究将瑜伽、中国传统导引术和健美运动相结合，设计了一套系统的、针对性的尿失禁运动疗法操，既能有效达到训练盆底肌的作用，同时又兼具趣味性和灵活性，以保证尿失禁患者能在家中不受时间、地点的限制进行练习，从而能坚持长久的练习。

（一）从瑜伽角度看压力性尿失禁的康复

瑜伽作为一种历史悠久的古印度强身术，注重身心合一，是一种明显存在生理、心理交互影响的运动。瑜伽理论认为，女性要经过三个特殊的时期，比男人经历更多的痛苦：（1）月经期；（2）怀孕和分娩期；（3）绝经期。瑜伽建立在印度传统哲学的三脉七轮学说的基础上，因此尿失禁的康复锻炼，离不开三脉七轮理论。此外，瑜伽重视脊柱，脊柱是瑜伽动作锻炼的核心。瑜伽的呼吸法和收束法，也与泌尿和生殖系统密切相关。美国一小样本研究显示，经过 6 周的团体瑜伽锻炼，40 岁以上的女性尿失禁患者总体失禁频率下降了 71%。通过特定的瑜伽体位练习帮助女性识别和

锻炼盆底肌肉，改善女性尿失禁症状、提高患者生活质量。

1. 三脉理论（Three Nadis）

除了肉眼可以观察到的人体组织和器官，瑜伽哲学认为，人体内部还有肉眼看不到的细微能量，是人体原始的"生命力——气"，这些生命本体的能量在人体特殊的管道中运行，共有 3 条主要的能量通道——左脉、右脉和中脉，还有无数的细微管道。这些主要的气脉，还形成了 7 个能量中心。

（1）左脉（Ida Nadi，或 Left Channel）。左脉呈灰白色，又称水脉、阴脉或月亮脉，代表阴性。左脉位于中脉的左侧，从左鼻孔上行入脑，循中脉左侧下行，至脐下四指处与中脉汇合。

（2）右脉（Pingala Nadi，或 Right Channel）。右脉为深红色，又称火脉、阳脉或太阳脉，代表阳性。右脉位于中脉的右侧，从右鼻孔上行入脑，循中脉右侧下行，至脐下四指处与中脉汇合。

（3）中脉（Sushumu Nadi，或 Central Channel）中脉位于脊柱处中部，从海底轮（会阴部）开始，直接通到顶轮（相当于中医的百会穴）。

中脉是生命能量的主干道，左右二脉是辅道。左右二脉分别与左右交感神经有关，但在视觉神经床的位置相互交叉，联通到左右脑。中脉与副交感神经有关。现在医学尤其对副交感神经（中脉）的认识甚少，却十分肯定其重要性。所有的疾病都与三脉的失衡有关，保持左右二脉的平衡和中脉的畅通是健康的基础。

2. 七轮理论（Seven Chakras）

人体内部的能量中心，被称做"Chakrs——查克瑞"。"查克瑞"意思是"轮"或者"圆"。人体主要有 7 个能量中心，位于"苏舒姆管道（Sushumu）——中脉"的中间，脊椎骨的沿线。中脉在头顶和会阴之间，贯穿整个身体。脉轮的形状像莲花一样，不同的能量中心有不同的花瓣和颜色，各有其独特的作用和功能。与生殖和泌尿功能直接相关能量中心是海底轮和生殖轮。

（1）海底轮（Moodadhara Chakra）

海底轮是位置最低的能量中心，位于会阴部位，意思是根的位置。它像树的根一样，是人体的根基，也叫根轮，是一切生理活动的基础。海底轮相应于下腹下丛神经丛（Pelvic Plexus）、生殖腺，控制人体的排泄系统和生殖器官。

（2）生殖轮（Swadisthan Chakra）

位于海底轮上方约 4 cm 的中脉上，代表愉悦、快乐和感官的享受，与生殖、性冲动以及泌尿等活动有关。生殖轮对应于主动脉神经丛（Aortic Plexus）、肾上腺，控制人体的脾脏、胰脏、消化和生殖、泌尿系统。

3. 人的实际年龄与脊柱健康状况成正比

"We are as young as our spine." 我们的实际年龄与脊柱健康状况成正比，是瑜伽理论的主要观点之一。如果一个年轻人的脊柱已经老化，那么他（她）的生理功能属于未老先衰。反之，如果一个老年人的脊柱状态非常年轻，那么他（她）是老当益壮的。因此，瑜伽动作的练习重点以脊柱为中心，包括脊柱的前屈、后弯、扭转、侧伸展等功能，始终保持脊柱的灵活性和弹性。由于压力性尿失禁在高发于中老年女性人群，所以保持锻炼脊柱的正常功能，有助于压力性尿失禁的康复。

4. 体位法、呼吸控制法、契合法和收束法等内容

各种各样的瑜伽动作叫做"体位法（Asana）"，简称为"体式"，意为"稳定、舒适地保持某个姿势"。从功能上讲，体位法主要包括伸展、扭转、力量、协调、平衡和放松等六个方面的内容；从练习的形式上看，包括了坐姿、跪姿、站立、仰卧、俯卧和倒立等姿势。蝗虫式、猫伸展式、前屈脊柱伸展式、脊柱扭转式等瑜伽体式，有助于人体生殖与泌尿系统的健康。

瑜伽呼吸控制法全称是"Pranayama"，也叫调息。Pranayama 不仅仅是为吸取更多氧气，加深吸气和呼气的过程，更重要的是激活生命之气的过程。按照瑜伽理论，动物的寿命和呼吸密切相关，呼吸越快的动物寿命越短，呼吸越慢的动物寿命越长。呼吸控制法可以清洁人体内部的能量通道——"经脉（Nadi）"，还能平静神经系统，让身体和大脑都得到放松。瑜伽呼吸控制法把呼吸的过程分为吸气（Rechaka）、屏息（Kumbhaka）、呼气（Puraka）三个阶段。练习控制呼吸，可能有助于尿失禁的控制。

契合法（Mudras）和收束法（Bandha）是通过收缩和控制特定的肌肉群，来影响体内能量的流动与运行。主要包括三种收束法：腹部收束法（Uddiyana）、会阴部收束法（Mula Bandha）和下颌收束法（Jalandhara），其中会阴部收束法与盆底肌锻炼密切相关。

（二）从中医学角度看压力性尿失禁的康复

中医理论认为，肾藏精、主水，寄藏命门之火，凡是与生殖、泌尿有关的疾病，均与肾有关。

1. 肾主水

肾位于腰部，左右各一，是人体重要的脏器之一，有"先天之本"之称。肾的主要生理功能是藏精，主生殖与生长发育，主水，主纳气，生髓、主骨。"肾精"是人体生长发育的生殖功能的物质基础，影响到人体各个脏腑。肾的精气盛衰，关系到生殖和生长发育的能力。肾的精气对人体生长、发育和生殖功能具有重要作用。如果肾精亏损，则小儿发育迟缓，筋骨痿软，智力发育不全；成年人则有早老早衰，头昏耳鸣，精力减退；女子则有生殖器官发育不全，月经初潮来迟、经闭、不孕、小便失禁等症状。

肾主水主要是指其在调节体内水液平衡方面起着极为重要的作用，肾对体内水液的存留、分布与排泄的作用，主要是靠肾的气化功能完成的，而气化作用的动力就是肾阳，还要靠肾阳和肾阴的调节作用，通常将这种调节作用比作"开"与"阖"。肾阴又叫"元阴""真阴"，是人体阴液的根本，对各脏腑组织起着濡润、滋养的作用。肾阳又叫"元阳""真阳"，是人体阳气的根本，对各脏腑组织起着温煦、生化的作用。肾中阴阳犹如水火一样内寄于肾，故又有"肾为水火之宅"的理论。肾阴和肾阳在体内是相互制约、相互依存的，以维持人体生理上的动态平衡。这一平衡状态遭到破坏，则形成肾的阴阳失调的病理变化。一般认为，肾阳主开，肾阴主阖，肾阴不足，则开多阖少，小便则多，常见于尿崩症、糖尿病、小便失禁等。

中医学的肾脏既包括了部分现代医学肾脏的概念，远远超出了解剖学上肾脏的意义，它是在中医学脏象理论指导下的特有概念，其生理功能涵盖了内分泌、泌尿、生殖、神经等多个系统。

2. 足太阳膀胱经

足太阳膀胱经是人体十二经脉的核心之一，简称膀胱经，是人体最长的经络，包含了 67 个穴位，临床中膀胱经腧穴可主治泌尿生殖系统、精神神经系统、呼吸系统、循环系统等消化系统的病症。我国的十二经脉调

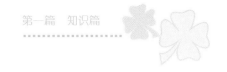

节理论从殷商开始，至两汉时期方逐步完善，具有重要的历史地位。其中足太阳膀胱经排列于脊柱两侧。近代学者研究发现，与膀胱经有关的脊神经、脊神经纤维组成的交感链，全身各部的交感神经纤维都在针刺反应中起重要作用。

3. 提肛运动

我国有关收缩肛门的保健方法，最早出现在马王堆出土的2 300多年前汉代古医书《天下至道谈》《十问》等文献中，古称"翕州"，数千年来一直作为强身健体运动在民间流行。传统提肛运动与凯格尔锻炼法有相似之处，要点在于收缩、放松会阴和肛门区域的肌肉，但是我国传统提肛运动要求配合呼吸、意念引导，而呼吸、意念是中国古代医学、养生学中极具人文精神和哲学意味的精华所在，也是"形神共养"精神的体现。

4. 八髎穴

在中医针灸临床中，尿失禁归属于中"小便不禁"或"遗溺"范畴。病位在膀胱和肾，多由肾气不足，下元不固，导致膀胱失约；或先天不足、体虚多病，或妇女多产、耗伤阴气，久之阴阳俱损，膀胱气化功能失调，肾脏虚寒不能制水所致。治疗上当以补气固肾，恢复膀胱机能为原则。八髎穴分为上髎、次髎、中髎和下髎，左右共八个穴位，分别在第一、二、三、四骶后孔中，合称"八髎穴"。多篇临床研究报道，针刺八髎穴可改善尿失禁症状。在女性八髎区域进行提捏、推拿、按揉、拔罐或艾灸，也有助于妇科与泌尿相关的疾病，减轻尿失禁患者痛苦，提高生活质量。

（三）从生理解剖学角度看压力性尿失禁的康复

1. 盆底肌康复训练

盆底肌康复的主要目标和基本原则是提高盆底肌肉收缩能力、预防和治疗PFD（盆底功能障碍）、改善性生活质量。强化盆底肌肉收缩，应区分不同纤维类型进行。康复原则是先Ⅰ类纤维后Ⅱ类纤维。Ⅰ类纤维训练，主要针对力度、持续时间和重复性等要素；Ⅱ类纤维训练，主要针对力度、速率和疲劳等要素。Ⅰ类纤维强化训练时需兼顾强度和收缩持续时间。其强化锻炼模式以50%左右的最大自主收缩强度收缩，尽可能维持更长的时间，休息时间与收缩时间相等。每次康复总时长为10 min。当Ⅰ类纤维收缩持续时间达到10 s，可以进行Ⅱ类纤维强化训练。Ⅱ类纤维强化训练时需

兼顾强度和速率。每个单次收缩后休息 2 s，每次康复总时长为 5 min。

　　Ⅰ类纤维和Ⅱ类纤维强化训练后，可以训练协调性收缩。训练模式为在Ⅰ类纤维持续收缩的基础上进行Ⅱ类纤维的快速收缩，分卧位、坐位、蹲位等不同体位进行。每个产妇的盆底损伤情况不同，每个人初始的肌肉收缩能力、学习能力是有差异的，部分产妇Ⅰ类纤维收缩能力较好，部分产妇Ⅱ类纤维收缩能力较好，有小部分甚至无法识别盆底肌肉收缩。盆底肌肉康复具体方法为做缩紧肛门的动作，每次收紧不少于 3 s，然后放松。连续做 15～30 min，每日进行 2～3 次；或每日做 PFME 150～200 次，6～8 周为 1 个疗程。

　　产后盆底肌肉康复是无法统一治疗标准和固定训练模式的，必须在遵循个体化治疗原则，针对每个产妇的自身情况及在康复过程中的效果做及时的调整，制定个体化的训练模式和方案。盆底肌肉康复训练需兼顾 5 个方面：① 强度，肌肉收缩可以产生的最大张力；② 速率，最大张力和达到最大张力所需时间之比；③ 持续时间，肌肉收缩可以持续或重复的时间长度；④ 重复性，可以反复收缩达到一定张力的次数；⑤ 疲劳，维持肌肉收缩达到要求或预期张力产生疲劳。

2. 核心肌肉与腹内压

　　人体的核心是指腰、骨盆、髋关节形成的一个整体，是人体的中间环节，核心肌群主要指由腹直肌、腹横肌、背肌、腹斜肌、横膈肌、下背肌和竖脊肌等躯干肌群，髋关节周围的肌肉，如臀肌、旋髋肌、股后肌群，也属于人体的核心肌群。腰-骨盆-髋关节包括 29 块肌肉都位于人体的核心部位，这些肌肉在人体运动中起到稳定、传导力量、发力减力等作用。核心肌群主要为提供脊椎稳定的基础，而其属性又分成，整体性稳定肌群与局部性稳定肌群。躯干的稳定力量取决于健全的静态和动态部分。静态指的是脊椎、韧带、筋膜与椎间盘；动态部分则指腹内压（Intra-abdominal Pressure, IAP）及附着在脊椎上的拮抗肌群所造成的共同收缩（Co-contraction）。

　　腹肌群、背肌群、横膈肌、骨盆底肌等肌群组成了一个四方形的盒子，维持或增大腹内压。腹内压有时也被称为躯干内压（Intratrunkal Pressure）。腹内压的形成，由腹部肌肉、横膈膜和骨盆底肌（Pelvic Floors）共同参与收缩，即为核心肌群的收缩。日常生活中每个人均会有的经验，例如突然短促地吹气时，腹部的肌肉就会产生反射性的收缩，而此收缩即会引起腹部深层压力的升高。其原理在于通过肌群的共同收缩，使整个圆柱的体积减少，造成内部的压力升高。而其作用在于提供脊椎各方向的力量并使其稳定，并降低脊椎间的压力、提供良好的支撑力及缓和躯干轴向旋转带来的效应，而达到脊椎的安全性和稳定性。腹内压的变化与核心肌群共同收缩对于提供良好的脊椎稳定扮演很重要的桥梁。

正常情况下，腹内压增高时，子宫、阴道上段、尿道、直肠被压向下后方，肛提肌的拉紧和上提归功于肌肉不自主的收缩。对于存在压力性尿失禁的产妇，反射性收缩要训练产妇在咳嗽、提重物、大笑等原因诱发的腹内压增高前和增高过程中，有意识地主动地进行Ⅱ类纤维收缩，增大尿道闭台压，则可避免漏尿。

3. 交感神经与副交感神经

内脏运动神经调节内脏、心血管的运动和腺体的分泌，通常不受人的意志控制，是不随意的，故有人将内脏运动神经称为自主神经系统（Autonomic Nervous System）；又因它主要是控制和调节动、植物共有的物质代谢活动，并不支配动物所特有的骨骼肌的运动，所以也称之为植物神经系统（Vegetative Nervous System）。植物神经根据功能和作用特点分为交感神经和副交感神经。人体大多数器官受交感神经和副交感神经的双重支配，二者对同一器官的作用是互相拮抗而又相互统一，如：当机体开始运动时，交感神经的活动增强，副交感神经的活动则减弱，出现心跳加速、血液循环加快、血压升高等现象，以保证运动活动的完成；当运动结束后，副交感神经兴奋性加强，交感神经相对抑制，机体出现心跳减缓、血液循环变慢、血压下降等现象。如果交感神经与副交感神经的功能不协调，出现紊乱，也会导致尿失禁。交感神经的脊髓的胸1～腰3阶段的灰质侧角，副交感神经的低级中枢位于脑干副交感神经核和脊髓骶部2～4阶段骶副交感核。因此，通过有效的锻炼，使交感神经与副交感神经的功能协调一致，也有助于尿失禁的康复。

四、动作设计的指导思想

在盆底肌肉锻炼（PFMT）、凯格尔（Kegel）锻炼、中医针灸等传统的非药物治疗手段基础上，将瑜伽的理论与实践方法和我国传统导引术相

结合，使压力性尿失禁的康复锻炼更加系统化和更具可操作性，使患者更容易掌握。并且注重康复锻炼与日常活动相结合，使锻炼与生活一体化，从而使锻炼效果更为显著。

五、动作设计的基本原则

运动疗法是指利用器械、徒手或患者自身力量，通过某些运动方式（主动或被动运动等），使患者获得全身或局部运动功能、感觉功能恢复的训练方法。要想取得理想的锻炼效果，必须遵循人体生理的基本规律及每个人的具体情况，选择适宜的运动项目，合理安排运动负荷，根据体育锻炼的原则有计划地进行锻炼，才能有效增强体质。如果违反科学规律进行锻炼，不仅不能促进身体发展，还有可能发生运动损伤，损害健康。压力性尿失禁的锻炼应注意遵循以下几个基本原则：

（一）科学性原则

生命在于运动，更在于科学地运动。只有依据科学原理，掌握正确的方法，遵循合理的运动负荷与运动频率，才能达到理想的效果。反之，盲目的锻炼不仅无效而且还会产生副作用。锻炼初期，不建议患者自学。患者需在医生和护理人员的指导下学习动作，正确掌握锻炼要领之后，方可进行个人家庭练习。

（二）循序渐进原则

锻炼力戒急于求成，进行运动疗法锻炼应有目的、有计划、有步骤地实施，必须根据锻炼者自身的实际情况确定运动负荷的大小，做到量力而行，尤其要注意锻炼后疲劳感的适度。运动负荷应由小到大，逐步提高。开始从事体育锻炼，或者中断体育锻炼后恢复锻炼时，内容宜简单，强度宜小，时间宜短，密度适宜，逐渐增加练习难度与运动量，其原则是"提高—适应—再提高—再适应"。

（三）经常性原则和自觉性原则

康复锻炼是机体在锻炼刺激的作用下逐渐产生适应性发展变化的过

程。这个适应过程是个缓慢的、从量变到质变的过程，不是一朝一夕可以完成的。一般情况下，坚持 3 个月的规律锻炼之后，尿失禁症状才会有明显改善。

根据"用进废退"的法则，如果长期停止锻炼，各器官系统的机能就会慢慢减退，已经取得的锻炼效果就会逐渐下降。因此，参加运动疗法锻炼必须维持一定的频率和时间，持之以恒。只有持之以恒地坚持锻炼，效果才能增强，"三天打鱼，两天晒网"的做法很难收到效果。

运动疗法实践要建立在自愿、自觉的基础上，把锻炼的目的和动机，与尿失禁的控制、树立正确的人生观联系起来，才有助于形成或保持对身体锻炼的兴趣，调动和发挥更大的主动性和积极性，以期达到更好的锻炼效果。

（四）个别性原则与灵活性原则

尿失禁运动疗法操既有针对性，又有系统性，但是每个人的情况都不尽相同，如年龄、性别、健康状况、锻炼基础、营养条件、生活及作息制度等具有差异性，尿失禁的严重程度也不一样，并不要求患者必须按部就班地全部掌握，而是可以根据自身状况进行正确估计，从实际出发制订练习计划，选择适合自己的动作难度级别，每次锻炼的时间以及锻炼的频率。适合自身情况的锻炼负荷量才能达到缓解尿失禁症状的良好效果。

参考文献

［1］廖利明，付光.尿失禁诊断治疗学［M］.北京：人民军医出版社，2012.

［2］黄翼然，薛蔚，徐丹枫.泌尿外科手术并发症的预防与处理［M］.上海：上海科学技术出版社，2014.

［3］周作新，梁勋厂，李洪珊.远离老年女性尿失禁［M］.南京：江苏科学技术出版社，2008.

［4］秦慧基.尿失禁［M］.西安：西安交通大学出版社，2016.

［5］Price N, Dawood R, Jackson SR, Pelvic floor exercise for urinary incontinence: a systematic literature review［J］. Maturitas, 2010; 67(4): 309−315.

［6］Bø K，Berghmans B，Mørkved S，Kampen M. Evidence-Based Physical Therapy for the Pelvic Floor ［M］. Churchill Livingstone, 2015.

［7］Huang AJ, Jenny HE, Chesney MA, et al. A group-based yoga therapy intervenetion for urinary incontinence in women: a pilot randomized trial ［J］. Female Pelvic Med Reconstr Surg, 2014;20(3): 147-154.

第二篇

实践篇

 # 运动疗法实施的注意事项

作为一种辅助治疗的手段，运动疗法强调主动健康，其效果显现需要时间的累积。患者需在医生的指导下，在保证安全的基础上，按照制定的运动方案有序进行，科学把握运动强度、运动量和运动频率，集中练习与个人家庭练习相结合，并做好定期反馈。

建议以每月为一个周期。每个月第一周在医生和护理人员的指导下学习动作，正确掌握动作要领。回家后根据医生提供的教学视频，进行个人练习，每日做好练习记录，包括练习内容、时间和身体反应、遇到的困难等。每个周末，在医生和护理人员的带领下进行集体练习。第一个周期结束后，经医护人员评估，正确掌握动作之后，再进行第二周期的学习和练习。

在运动疗法具体实施过程中，还要注意以下几点：

1. 患者在开始实施运动疗法锻炼之前，需要向医生和护理人员进行咨询，对自己的体能水平和健康状况进行评估，征得同意后方能进行练习。

2. 根据自己身体条件进行适当锻炼，不可擅自改变运动强度、动作难度和运动频次，以免出现运动损伤。

3. 要做好练习记录，定期向医生和护理人员反馈练习感受，及时调整运动量和运动频率。

4. 女性生理期和孕期，不宜参加运动疗法实践。

5. 伴有高血压、心脏病、关节疾病等患者，参加运动疗法实践需慎重。

第六章　女性压力性尿失禁运动疗法的站姿练习

第一式　提踵收会阴

【1】动作功效

通过提踵、提肛和内收会阴部的练习，配合呼吸，锻炼盆底肌的收缩和控制能力。

【2】方法与步骤

预备式

两脚开立，约与肩同宽；两臂自然垂于体侧；身体中正，呼吸均匀，目视前方。

动作一：双手相握置于后腰见图6-1，慢慢吸气，把脚跟向上抬起，同时把肛门和会阴部向内收紧，屏息，保持3 s见图6-2。

动作二：呼气，慢慢放下脚跟，同时放松肛门和会阴部。

侧面示范参见图6-3、图6-4。

动作三：重复动作一、二。

练习次数

脚跟抬起、放下为1次，8次为一组，组间休息30 s，重复3组。

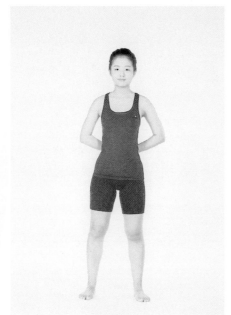

图 6-1

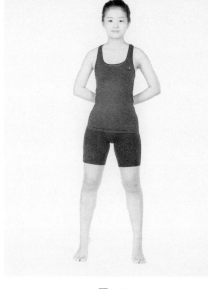

图 6-2

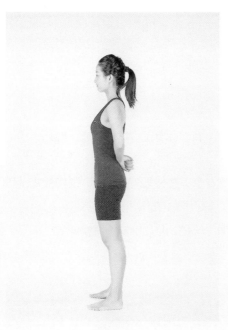

图 6-3

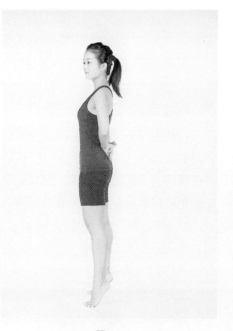

图 6-4

【3】动作说明

会阴部位于盆膈的最底部，临床所指的女性会阴部通常为阴道口与肛门之间的软组织。该动作练习的重点是收缩会阴部和盆底肌，提踵是为了更好地收缩会阴。在我国明代养生专著《修龄要旨》就有提肛锻炼的记载，其主要作用是固肾气："一吸便提，气气归脐；一提便咽，水火相见。"意为"吸气时收提肛门和会阴部，想象引气至脐；缓缓放松，并配合舌顶上腭和吞咽津液，引津至脐"。实际练习中，提肛和收缩会阴部时要稍用力，配合屏气把会阴部收紧，坚持 3 s 后放松，反复练习，张弛有度，有助于泌尿和生殖系统相关疾病的康复。

【4】提示

1. 提肛和收缩会阴部，与忍小便的动作有些相似，可用心体会。
2. 不适宜于女性生理期。
3. 练习次数不宜过多。有报道指出，如果提肛练习过多，有导致便秘的风险。

【5】易犯错误

1. 把动作做成了简单的提踵练习，没有做到提肛和提会阴部。
2. 吸气、屏息、呼气与动作配合不协调。

【6】动作变化

本动作练习的形式可以更加灵活，手的位置不一定要双手叉腰或者握在背后，只要把握住锻炼的核心是提肛和收缩会阴部，那么在等车、等人，甚至在家里、办公室的空闲时间，都可随时随地悄悄地练习。

第二式　脚跟走路

【1】动作功效

通过脚跟的行走刺激足少阴肾经，增强肾脏的功能，进而增强对尿失禁的控制能力。

【2】方法与步骤

预备式

自然站立，两臂自然垂于体侧；身体中正，均匀呼吸，目视前方。

动作一：上体稍微前倾，两脚脚尖翘起，用脚跟支撑身体，直膝，左腿向前迈步，同时右臂向前、左臂向后自然摆起，见图 6-5。

动作二：直膝，右腿向前迈步，同时左臂向前、右臂向后自然摆起，见图 6-6。

动作三：左右脚依次向前迈进，两臂自然随之摆动，自然呼吸。

练习次数

用脚跟向前行走，约 15 m 为一组，组间休息 10 s，重复 3 组。

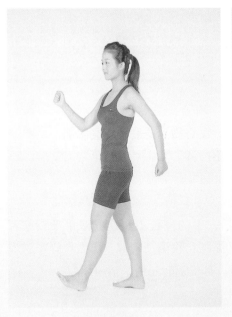

图 6-5

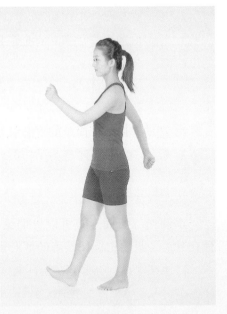

图 6-6

【3】动作说明

足少阴肾经简称肾经，达于脚跟。《黄帝内经·灵枢》经脉篇指出：

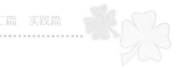

"肾足少阴之脉起于小趾之下，斜走足心，出于然骨之下，循内踝之后，别入跟中，以上踹内，出腘内廉，上股内后廉，贯脊属肾，络膀胱。"在现代医学中，肾脏具有将体内水分和代谢废物由膀胱排出体外的功能，但在中医医学的领域中，肾脏包含着生命的原动力，是生殖力的源泉，与泌尿系统和生殖功能直接相关。肾虚者常伴有脚跟疼痛，补肾中成药六味地黄丸就具有治疗因肾虚引起的脚跟疼痛作用。锻炼脚跟，通过刺激脚底的足少阴肾经，具有增强肾功能的作用。

【4】提示

1. 中医的肾功能，与现代解剖学的肾脏不同。
2. 练习时，保持身体平衡，以免跌倒。
3. 此项练习不适宜于脚跟有骨刺者。

【5】易犯错误

1. 行走时膝关节没有保持伸直状态，导致脚跟的受力不足。
2. 双腿与摆臂的配合不协调。

【6】动作变化

1. 向前走与向后倒走相结合：双手在腰部轻握，直腿向前走15 m后，向后倒走15 m，回到起点，动作要求及要点同前，见图6-7、图6-8，侧面示范见图6-8、图6-10。

2. 左四步与右四步结合：也可向左侧走四步，再向右走四步，反复练习，动作要求及要点同前，见图6-11。这种方法适合于空间较小的地方，以及恶劣天气在家中室内练习和楼道间练习。

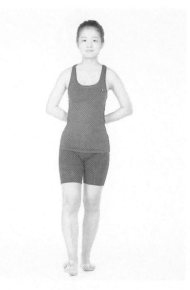

图6-7

71

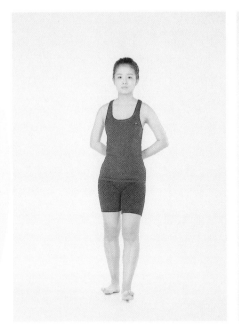

图 6-8

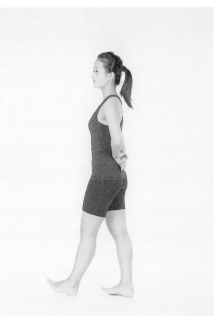

图 6-9

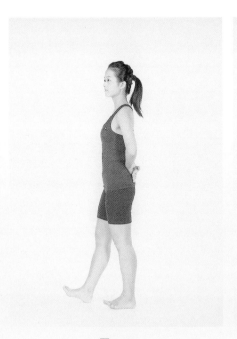

图 6-10

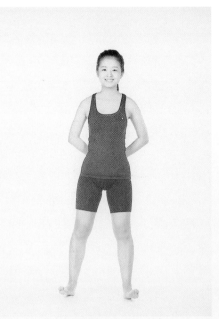

图 6-11

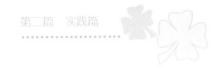

第三式　鸟飞式（道家导引健身术）

【1】动作功效

通过模仿白鹤起飞时脚趾蹬地、展翅欲飞状，夹紧臀部等动作，配合脚尖用力、收缩会阴部等练习，预防和缓解遗尿、尿频等现象。

【2】方法与步骤

预备式

两脚开立，约与肩同宽，自然站立，两臂自然垂于体侧。身体中正，均匀呼吸，目视前方，见图6-12。

动作一：慢慢地吸气，双臂从体侧上提，两手作鸟飞状，自然地、慢慢地向上举起，同时踮起脚尖，臀部夹紧，收缩会阴部，见图6-13、图6-14。

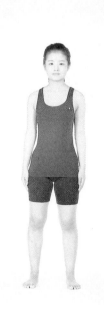

图 6-12

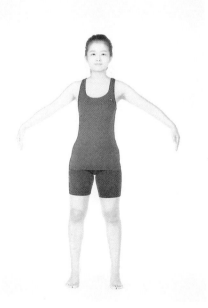

图 6-13

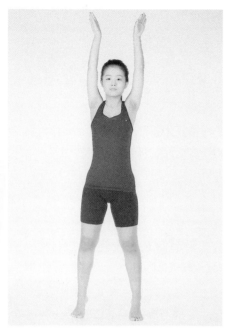

图 6-14

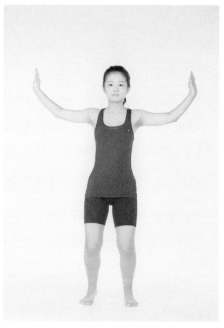

图 6-15

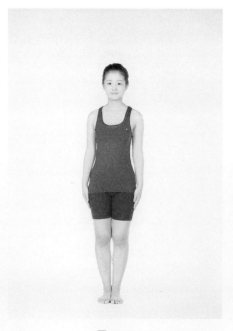

图 6-16

动作二：缓缓地呼气，手臂慢慢地向下放，手指微微上翘，进一步把重心压在脚尖，保持提踵的状态，见图 6-15。

动作三：像仙鹤起飞一样，脚尖用力，吸气时手臂向上提起，呼气时手臂下落，始终保持提踵、收缩会阴部。

练习次数

7 次一组，重复 3 组，组间休息 30 s，回到预备姿势，见图 6-16。

【3】动作说明

"鸟飞式"是道家导引健身术，因模仿白鹤在起飞时脚蹬地、展翅

74

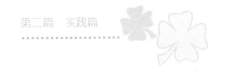

欲飞状而得名"鸟飞式",练习时要求臀部和会阴部夹紧、脚尖用力、气达手指尖,对于遗尿、尿频有针对性的效果。

【4】提示

1. 动作要与呼吸密切配合,手臂吸气时上提、呼气时下按。
2. 整个动作过程中,始终保持提踵、提会阴部的状态。
3. 动作的平衡比较难,初学者可以先学动作、再配合呼吸。
4. 动作、呼吸、意念的引导要同步进行。

【5】易犯错误

1. 呼吸紊乱、憋气。
2. 平衡不稳,身体向前倾倒。
3. 臀部没有夹紧,会阴部没有上提。

第四式　双手攀足固肾腰

【1】动作功效

通过脊柱的前屈刺激人体督脉和足太阳膀胱经的命门穴、肾俞穴和腰阳关穴等穴位,增强肾脏生化肾精、肾气的功能,达到固肾壮腰的作用,进而使生殖和泌尿系统方面的功能得到改善。

【2】方法与步骤

预备式

并步站立,均匀呼吸,全身放松,见图6-17。

动作一:吸气,直臂上举,手心向前,手臂与身体成一直线,见图6-18。呼气,屈臂下按至胸前,手心向下,见图6-19。双手从肚脐开始,沿带脉摩运腹部两侧,见图6-20。

动作二:双手托腰后弯,骨盆前挺,见图6-21。保持直立,双手沿臀部、大腿后侧向下摩运至脚跟,保持背部挺直、两腿伸直,见图6-22、图6-23。

动作三:双手手心按住脚背,进一步挺直背部、挺直双腿,见图6-24。

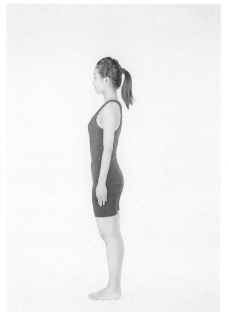

图 6-17

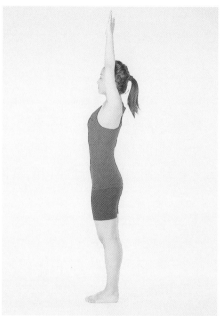

图 6-18

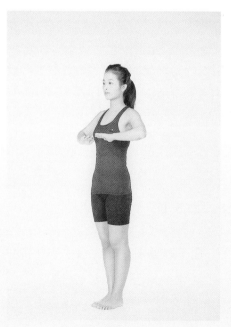

图 6-19

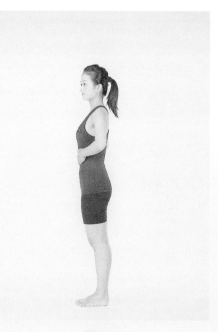

图 6-20

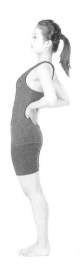

图 6-21

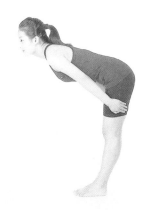

图 6-22

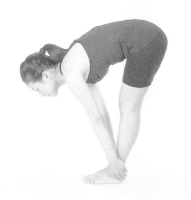

图 6-23

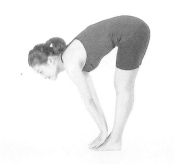

图 6-24

动作四：双手手心向下，沿地面直臂前伸，慢慢上提，保持背部挺直、双腿挺直，见图6-25。身体继续上抬，至手臂与身体成一直线，见图6-26，进行第二遍练习。

练习次数

每组5遍，组间休息15 s，重复3组。

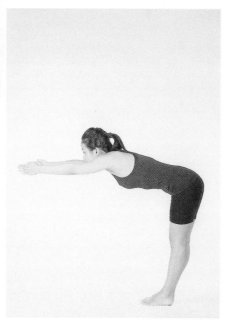

图6-25　　　　　　　　　　　　　　图6-26

【3】动作说明

本动作源自我国宋代著名的医疗体操《八段锦》中的"双手攀足固肾腰"。通过身体的前屈后伸练习，在形、气、意三者的结合下，刺激人体腰椎、督脉和足太阳膀胱经等经络和穴位，激发人体的阳气，强腰固肾，增强生殖、泌尿系统的机能。

【4】提示

1. 高血压、腰椎间盘突出及眩晕症患者不宜练习该动作。

2. 该练习由一定难度，身体柔韧性差者不可勉强，前屈的动作尽力而为即可，但不能弯曲双腿，前屈和起身过程中背部要始终保持挺直。

3. 动作、呼吸、意念的引导要同步进行。

【5】易犯错误

1. 屈腿、塌腰，没有保持腿部挺直、背部挺直。
2. 过分伸展，动作不自然。
3. 没有做到动作、呼吸、意念的"三调合一"。

第五式　摆臀势

【1】动作功效

摆臀势包含左右摆臀和臀部画圆两部分。通过摆掌带动臀部和会阴部运动，以尾椎带动脊柱，再配合盆底肌肉有规律的收缩和舒张，可以有效地锻炼盆底肌肉群，配合提肛和呼吸练习，锻炼盆底肌肉和尿道肌肉肌力，有助于提高患者对小便的控制能力。

【2】方法与步骤

预备式

两脚开立，约与肩同宽，双手胸前合掌，均匀呼吸，目视前方，见图 6-27。

摆臀势之左右摆臀

动作一：吸气，提肛、收缩会阴部，双手向右推掌，同时臀部向左摆，目视左侧，见图 6-28；呼气，放松，身体还原，见图 6-29。

动作二：吸气，提肛、收缩会阴部，双手向左推，同时臀部向右摆，目前右侧，见图 6-30。呼气，放松，身体还原。

练习次数

左右各摆动 8 次为 1 组，组间休息 10 s，重复 3 组。

摆臀势之臀部画圆

动作一：两脚开立，约与肩同宽，双手胸前合掌，均匀呼吸，目视前方，见图 6-31。

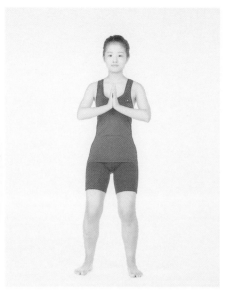

图 6-27

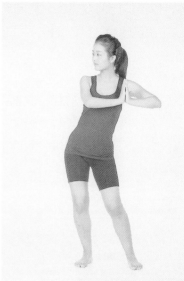

图 6-28

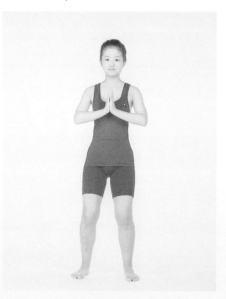

图 6-29

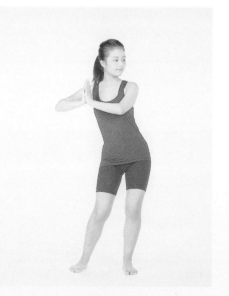

图 6-30

　　动作二：吸气，提肛、收缩会阴部，双手以腕关节为中心，指尖向左、向下、向右、向后画圆，同时臀部以尾椎为中心，向右、向向、向左、向前，做相反的画圆练习，呼气还原，见图 6-32、图 6-33、图 6-34。

然后做反向练习，要领同前。

练习次数

左右各摆动 4 次为 1 组，组间休息 10 s，重复 3 组。

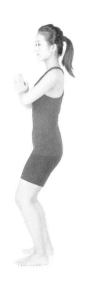

图 6-31

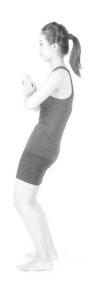

图 6-32

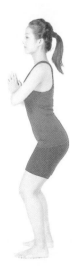

图 6-33

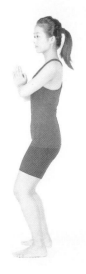

图 6-34

【3】动作说明

　　该练习源自"健身气功·大舞"的摆臀势，是一种对盆底肌肉有效的锻炼方法，包含左右摆臀和臀部画圆两部分。左右摆臀：在左右摆臂撑掌的同时臀部向左缓缓摆动，同时慢慢收紧盆底肌肉，配合吸气。还原时，慢慢放松盆底肌肉，配合呼气。臀部画圆：在尾椎的带动下，整个腰身在水平面上画圆。向右转时动作与左转相同，只是方向相反。为了加强效果，练习时可采用提肛呼吸，即吸气时肛门及会阴部肌肉向上收提，呼气时肛门及会阴部肌肉放松。

　　通过臀部反复的摆动和旋转动作，以尾椎带动脊柱，再配合盆底肌肉有规律的收缩和舒张，可以有效地锻炼盆底和尿道肌肉群。有研究报道，每天 15 min、连续 3 个月的摆臀式练习，对尿失禁有显著的临床疗效。

【4】提示

　　1. 左右摆臀式的动作比较容易掌握，臀部画圆则比较难。可先易后难，先学习左右摆臀式，熟悉要领之后再学习臀部画圆。
　　2. 本动作的核心是提肛练习，手臂的摆动只是辅助。

【5】易犯错误

　　1. 肢体动作、提肛练习与呼吸配合不协调。
　　2. 注意力过多集中在肢体练习，忽视了盆底肌的动作。

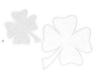

第七章 女性压力性尿失禁运动疗法的坐姿练习

第一式 夹球内收

【1】动作功效

通过把球向内夹紧的练习，借助弹力球的弹力配合收缩会阴部，增加盆底肌的收缩能力，预防和缓解遗尿、尿频、失禁等症状。

【2】方法与步骤

预备式

端坐在椅子上，双脚自然分开，约与肩同宽，双手轻握弹力球，见图 7-1。

动作一：把弹力球夹在腿中间，大腿部内收肌群用力，慢慢向内夹紧，把弹力球夹扁，同时配合慢慢吸气，收缩会阴度和盆底肌，见图 7-2、图 7-3。

动作二：缓缓地呼气，同时放松大腿部内收肌群、会阴部和盆底肌，回到预备姿势，见图 7-4。

练习次数

8 次为 1 组，重复 4 组，组间休息 10 s。

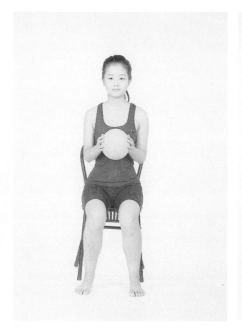

图 7-1

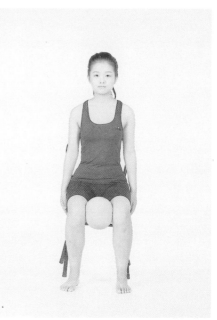

图 7-2

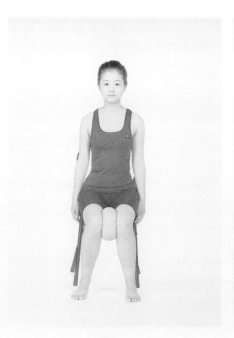

图 7-3

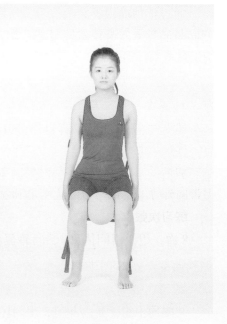

图 7-4

【3】动作说明

弹力球练习是欧美国家女性尿失禁康复训练的主要方法之一，每天坚持练习 10 min，3 个月后失禁状况会逐渐改善。

【4】提示

该练习的核心是通过向内夹弹力球的动作，带动会阴部和盆底肌的收缩。

【5】易犯错误

动作的重点放在了夹球练习上，忽视了动作练习的核心是盆底肌和会阴部的收缩。

第二式　抗阻外展

【1】动作功效

以弹力带为载体，通过弹力带的外撑和抗阻锻炼，配合收缩会阴部，增加盆底肌的收缩能力，有助于预防和缓解遗尿、尿频、失禁等现象。

【2】方法与步骤

动作一：端坐在椅子上，双脚自然分开，约与肩同宽，把弹力带折叠后，绑在腿部，见图 7-5。

动作二：深吸气，放松身体。缓缓地呼气，大腿外展肌肉用力，把弹力带向外撑开，同时收缩会阴部和盆底肌，见图 7-6。

练习次数

8 次 1 组，组间休息 10 s，重复 3 组。

【3】动作说明

一般弹力带和弹力球练习常结合在一起，是西方国家对于女性尿失禁康复训练的主要方法之一，具有较好的效果。

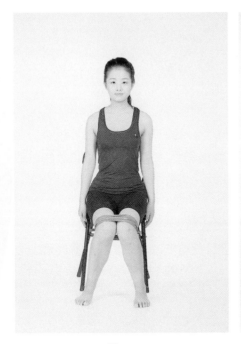

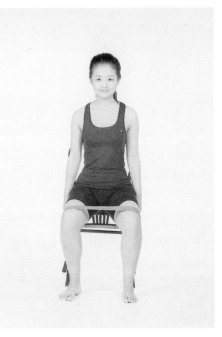

图 7-5   图 7-6

【4】提示

1. 该练习的核心是通过外撑弹力带的动作，带动会阴部和盆底肌的收缩，身体其他部位不要用力。

2. 弹力带的弹性负荷，以及折叠的层数，要与自己的能力适合，不可用力太重或者太轻。

【5】易犯错误

用力外撑时，肩部容易紧张。

第三式 简易夹脊柱扭转

【1】动作功效

通过脊柱的扭转，刺激足太阳膀胱经、督脉和脊神经，调整自主神经系统的机能，有助于改善尿失禁的状况。

【2】方法与步骤

预备式

端坐在椅子的前端，腰背部挺直，不要靠着椅背。两脚自然分开，略宽于肩膀，两手自然放在大腿上，目前正前方，均匀呼吸，见图 7-7。

动作一：左扭转。身体左转，左手扶住椅背，右手置于左腿外侧。左手和右手同时用力，以脊柱为轴心，身体向逐渐左后方扭转，转头，目视左后方，见图 7-8。保持 10 s，身体慢慢还原，见图 7-9。

动作二：右扭转。身体右转，右手扶住椅背，左手置于右腿外侧。左手和右手同时用力，以脊柱为轴心，身体向逐渐右后方扭转，转头，目视右后方，见图 7-10。保持 10 s，身体慢慢还原。

练习次数

左右各扭转 1 次为 1 遍，3 遍为 1 组，重复 3 组，组间休息 10 s。

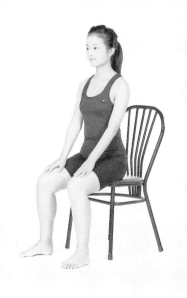

图 7-7

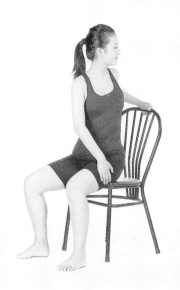

图 7-8

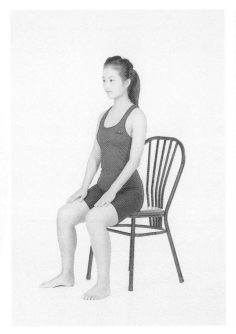

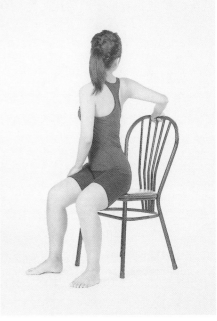

图 7-9   图 7-10

【3】动作说明

　　整个身体以脊柱为核心，左手和右手同时相向用力，腰椎、胸椎、颈椎依次用力进行转动。

【4】提示

1. 整个过程中，呼吸保持均匀自然。两脚始终向前，不可移动。
2. 在自己的能力范围内扭转到最大幅度。

【5】易犯错误

1. 扭转时脊背歪斜，没有挺直。
2. 扭转时附在大腿外侧的手与附在椅子上的手，没有形成相向的合力。

第八章 女性压力性尿失禁运动疗法的垫上练习

第一式 仰卧腹式呼吸

【1】动作功效

通过对呼吸的主动控制，有意识地使腹直肌和辅助呼吸肌参与呼吸的过程，增进横膈膜的活动范围，腹内压产生变化，使膀胱逐渐适应压力的改变，进而改善尿失禁症状。

【2】方法与步骤

预备式

采取仰卧的姿势，双腿自然交叉，全身放松，把注意力集中在腹部，见图 8-1。

动作一：用鼻子缓缓地吸气，同时有意识地把腹部向外顶起，用手心体会腹部鼓起的感受，想象腹部像一个正在充气的气球，一点点在向外膨胀，心里默数 "1、2、3、4、5"，见图 8-2。

动作二：用鼻子缓缓地呼气，同时有意识地把腹部向内收，用手心体会腹部收缩的感受，想象腹部像气球在泄气，一点一点在缩小，心里默数 "1、2、3、4、5"，见图 8-3。

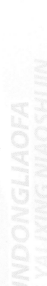

练习次数

一呼一吸为一次，7 遍为 1 组，组间休息 10 s，重复 3 组。

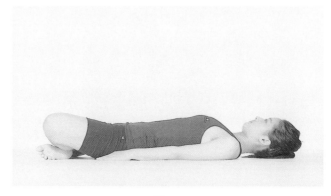

图 8-1

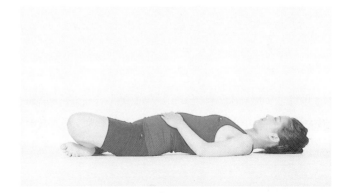

图 8-2

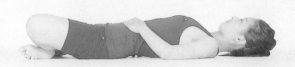

图 8-3

【3】动作说明

腹式呼吸包括顺腹式呼吸和逆腹式呼吸两种，本练习为顺腹式呼吸。腹式呼吸不仅对腹内压产生影响，而且还具有安神的作用。

【4】提示

腹部鼓起和收缩的幅度因人而异，要循序渐进，不可强迫自己，但呼吸要尽可能充分，使横膈膜产生明显的运动。

【5】易犯错误

呼吸不彻底、不均匀；憋气。

第二式　抬臀挺髋

【1】动作功效

通过髋部、骨盆和腿部肌肉的静力性锻炼，增加髂骶神经的耐受阈值，进而增强泌尿系统的机能。

【2】方法与步骤

预备式

仰卧在垫子上，把两腿弯曲，两脚平放于地面上，将一块瑜伽砖夹在两腿之间，见图8-4。

动作一：双腿用力，缓缓将臀部抬高、向上顶起，同时双腿向内收，把瑜伽砖夹紧、收紧盆底肌，保持15 s，见图8-5。

动作二：慢慢还原，休息10 s。

练习次数

重复3遍为1组，组间休息10 s，重复3组。

【3】动作说明

该动作是静力性练习，锻炼的核心是骨盆上抬的同时双腿向内夹紧。

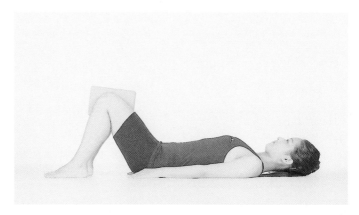

图 8-4

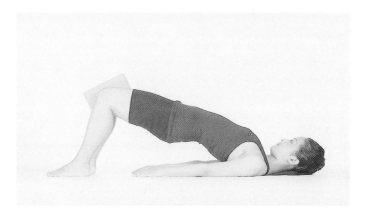

图 8-5

静力性练习比动态练习更容易累，初学者可以从保持 5 s 开始，逐渐增加时间。

【4】提示

1. 手臂不要用力。
2. 在保持动作的过程中，呼吸要均匀自然。

【5】易犯错误

髋部上抬与双腿内收、夹紧，动作不协调。

第三式　仰卧抬腿

【1】动作功效

通过腿部的上抬与下放，增强腹部肌群的力量，以及膀胱适应腹内压变化的能力。

【2】方法与步骤

预备式

双腿弯曲，仰卧在垫子上，均匀呼吸，见图8-6。

动作一：吸气，左腿慢慢上抬；呼气，缓缓下放，在空中画一个圆形，把注意力集中在腹部、腰骶部，见图8-7。

动作二：吸气，右腿慢慢上抬；呼气，缓缓下放，在空中画一个圆形，把注意力集中在腹部、腰骶部，见图8-8。

练习次数

左右各7次为1组，组间休息10 s，重复3组。

【3】动作说明

该动作的重点是增强腹部肌群的力量，锻炼盆底肌对腹内压改变的耐受力。

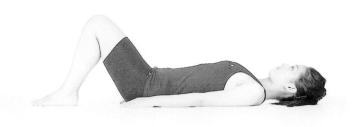

图8-6

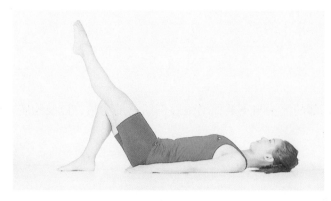

图 8-7

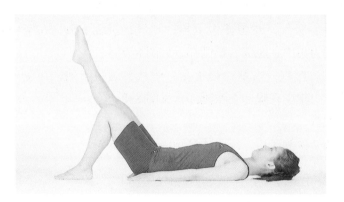

图 8-8

【4】提示

动作类似于空中脚踏车。

【5】易犯错误

速度太快或太慢，与呼吸不一致。

第四式　仰卧举腿

【1】动作功效

通过腿部静力性锻炼，进一步增强腹部肌群的力量，以及膀胱适应腹内压变化的能力。

【2】方法与步骤

预备式

仰卧在垫子上，全身放松。

动作一：左腿伸直，慢慢上抬，与地面约成 45° 夹角时，保持动作，停留 7 次自然呼吸。把注意力集中在腹部、腰部，见图 8-9。

动作二：缓缓放下左腿，换右侧练习，其他要领同前，见图 8-10。

动作三：缓缓放下左腿，换双腿同时抬起练习，其他要领同前，见图 8-11。

练习次数

上述 3 个动作，每练习 3 遍为 1 组，组间休息 15 s，重复 3 组。

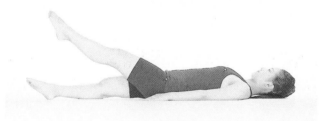

图 8-9

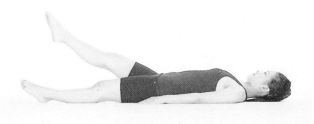

图 8-10

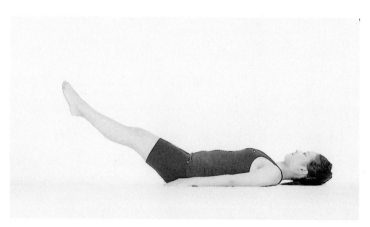

图 8-11

【3】动作说明

该静态练习是在之前仰卧抬腿的基础增加了难度和强度，比较费力，练习时一定要循序渐进。

【4】提示

该练习对腹部、腰部的核心肌群刺激较强，不适合于孕妇、腹部手术3个月内，以及高血压患者。

【5】易犯错误

1. 腿部没有伸直。
2. 腰部和颈部过分用力、紧张。
3. 憋气，呼吸不自然。

第五式　屈膝起身

【1】动作功效

通过腰腹部爆发力的练习，增强腹部肌群的力量，锻炼膀胱对腹内压迅速变化的适应能力。

【2】方法与步骤

预备式

屈膝交叉，仰卧在垫子上，均匀呼吸，全身放松，见图 8-12。

动作一：吸气，放松身体，双手握空拳置于身体两侧。呼气，身体像仰卧起坐一样迅速坐起，用右心轻拍做膝关节前的地面，见图 8-13。

动作二：回到预备姿势，做另一侧练习，要领同前，但是方向相反，见图 8-14。

练习次数

左右各 1 遍为 1 次，7 次为 1 组，组间休息 15 s，重复 3 组。

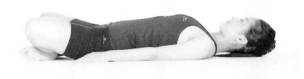

图 8-12

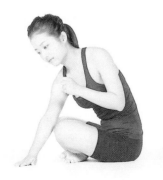

图 8-13

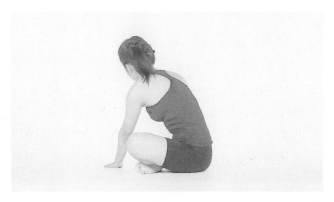

图 8-14

【3】动作说明

    1. 该动作属于爆发力练习，难度比仰卧起坐高。

    2. 不适合于孕妇、腹部手术 3 个月内，以及高血压患者。

【4】提示

吸气时放松，呼吸时上体迅速坐起。

【5】易犯错误

起身时，腿部容易抬起。

第六式　推磨式

【1】动作功效

    通过模仿推磨的姿势，增强腰腹部核心肌群的力量，锻炼膀胱对腹内压变化的适应能力。

【2】方法与步骤

预备式

两腿伸直，双手相握，坐在垫子上。

动作一：脚尖勾起，身体前屈，在身体柔韧性允许的情况下，尽量使手腕超过脚尖，见图 8-15。

动作二：慢慢地吸气，身体向右、向后倒，沿顺时针方向画圆；慢慢呼气，身体向左、向前起身，双脚不要离开垫子，见图 8-16、图 8-17。

练习次数

顺时针方向画圆 7 次后，再逆时针方向画圆 7 次，顺时针、逆时针方向各 7 次为一组，组间休息 15 s，重复 3 组。

【3】动作说明

推磨式是瑜伽练习的基本动作，因模仿古人磨豆浆的姿势而得名。推磨式可增强腹部、腰部核心肌肉的力量。

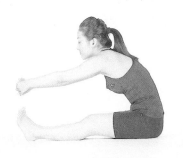

图 8-15

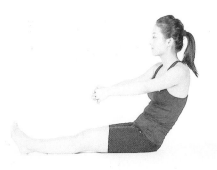

图 8-16

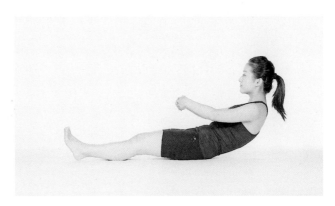

图 8-17

【4】提示

    1. 吸气时，身体慢慢向后倒；呼气时，身体慢慢向前起身。
    2. 孕妇、腹部手术 3 个月以内者，不适合本动作。

【5】易犯错误

    1. 身体向后倒时，双腿容易离开地面。
    2. 颈部容易紧张。

第七式　瑜伽蝗虫式

【1】动作功效

    通过模仿蝗虫的姿势，增加肾脏的机能，促进生殖和泌尿区域的供血；锻炼臀部、腰背部肌肉，增强泌尿系统的机能。

【2】方法与步骤

    预备式
    俯卧在垫子上，双手在体侧，手心向下，下颌轻轻着地，见图 8-18。
    动作一：慢慢把左腿伸直，向上、向后抬起，下巴贴在地面上，把注意力集中在臀部、腰部和大腿的后面，保持 15 s，见图 8-19。

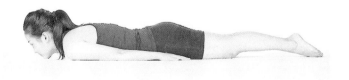

图 8-18

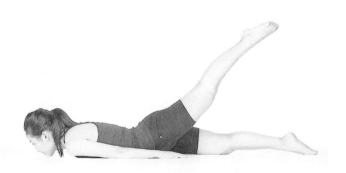

图 8-19

动作二：交换另外一侧，其他要领同上，见图 8-20。

动作三：两腿伸直一起抬起，臀部夹紧，双脚并拢，其他要领同上，见图 8-21。

练习次数

上述 3 个动作各 1 遍为 1 次，3 次为 1 组，重复 3 组，组间休息 15 s。

【3】动作说明

1. 蝗虫式是经典瑜伽体式，因模仿蝗虫伏在地上时的姿势而命名。蝗虫式具有强壮腰肾功能、调节骶髂神经的作用，有助于促进生殖、泌尿系统的健康状况。

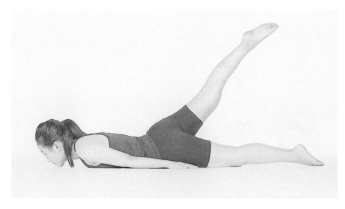

图 8-20

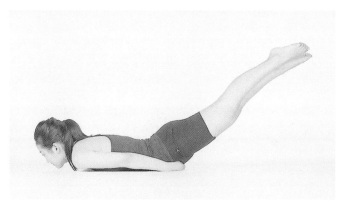

图 8-21

2. 练习过程中要把意识集中在臀部和腰部骶髂关节。

【4】提示

1. 练习时，可在心里想象蝗虫的姿势。
2. 该动作不适合孕妇练习。

【5】易犯错误

1. 小腿容易弯曲，膝关节没有伸直。
2. 容易憋气，呼吸不自然。

第八式　平板支撑

【1】动作功效

平板支撑是一种静力抗阻力运动，在锻炼时主要呈俯卧姿势，可以有效地锻炼腹横肌，使盆底肌收紧，是训练核心肌群的有效方法。

【2】方法与步骤

动作一：俯卧，用脚趾支撑地面，弯曲肘关节，大臂与小臂成90°夹角，保持肘关节在肩膀的正下方。

动作二：收紧腹部，抬高身体，直至头部、身体和腿成一直线，保持脊椎中立位，收紧盆底肌。维持正常呼吸，目视前下方保持30 s以上，或尽可能长的时间，见图8-22。

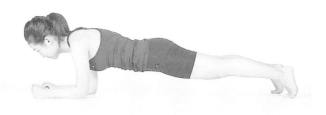

图8-22

练习次数

重复4遍，每遍之间休息15 s。随着核心肌群力量的增强，保持的时间可以逐渐增加到每次2～4 min。

【3】动作说明

平板支撑是当前较为流行的减肥练习，可以塑造腰部、腹部和臀部的线条，所占空间小，容易操作，因而深受大众健身者的喜欢。但是，平板支撑不易练习太多。因平板支撑属于静力性练习，对腰部刺激强烈。平时

缺少锻炼者腰部肌群力量薄弱，如果频繁练习或一次练习支撑太久，容易导致腰肌劳损和腰痛。

【4】提示

躯干伸直，头部、肩部、胯部和踝部保持在同一平面，腹肌收紧，盆底肌收紧，脊椎伸展。

【5】易犯错误

1. 塌腰或者拱腰，身体不在一条直线上。
2. 颈部紧张。
3. 呼吸紊乱。

第九式 瑜伽清洁呼吸法

【1】动作功效

通过快速、规律、迅猛地呼气练习，腹部肌肉强烈快速收缩，不仅清洁整个呼吸系统，同时也有助于机体对腹内压快速改变的适应，进而改善尿失禁症状。

【2】方法与步骤

动作：采用跪姿或盘坐，保持背部挺直，用鼻子快速地喷气，同时在呼气时自然地把腹部向内快速收缩，见图 8-23、图 8-24。

【3】动作说明

1. 清洁呼吸法也叫圣光调息法，是瑜伽呼吸控制法的基础练习，也是瑜伽洁净术的一个重要内容。许多瑜伽爱好者会把这种呼吸法在早晨洗漱后进行，像洗脸和刷牙一样成为习惯。
2. 理想的呼吸频率是 1 min120 次左右。但初学者速度可以慢一点儿，练习时每个回合从 30 次一组开始，逐渐增加到每回合 81 次，最后到 150 次，稍做调整后，重复 3～5 组。

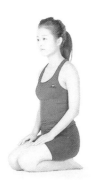 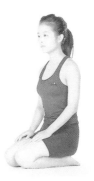

图 8-23   图 8-24

【4】提示

　　1. 练习重点是快速、规律、迅猛地呼气。

　　2. 练习过程中把注意力集中在腹部，不要集中在头部，以免引起头晕。

【5】易犯错误

　　1. 鼻翼在用力。

　　2. 呼吸速度不均匀。

　　3. 用力喷气时，肩膀和身体跟着晃动。

第十式　瑜伽猫式

【1】动作功效

　　通过模仿猫的姿势，增加脊椎的灵活性和脊椎神经的供血，调节内分泌系统，缓解、预防女性生理期腰酸、腹痛、尿频等症状。

【2】方法与步骤

　　动作一：跪在垫子上，膝盖分开，与骨盆同宽。双手分开与肩宽，掌心平稳地放在垫子上，见图 8-25。

　　动作二：深吸气，把尾椎、腰椎、胸椎、颈椎依次向上伸展，翘臀、塌腰、挺胸、抬头，把整个脊柱充分展开，把注意力集中在整个腰背部，见图 8-26。

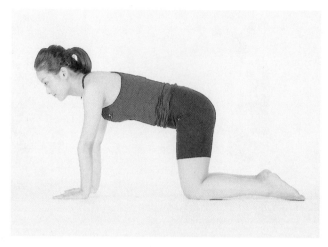

图 8-25

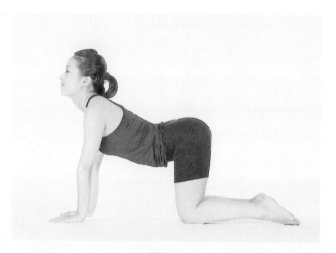

图 8-26

动作三：深呼气，把头和臀部往里收，整个腰背部向上拱起，注意力集中在整个腰背部，见图 8-27。

练习次数

连续做 9 次为 1 组，组间休息 10 s，重复 3 组。

【3】动作说明

猫式因模仿猫仲懒腰的动作而得名，是瑜伽练习中最常用和最受欢迎

106

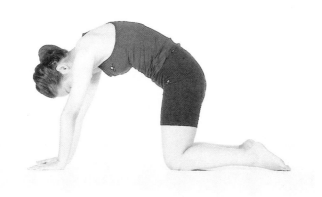

图 8-27

的体式之一。经常练习猫式的益处是多方面的，对于生殖、泌尿系统均有裨益。

【4】提示

1. 吸气时，尾椎、臀部、腰椎、胸椎、颈椎依次向上抬起。
2. 呼气时，臀部、头部同时内收，腰部拱起。
3. 可以想象猫伸懒腰的状态，把整个脊柱伸展开。

【5】易犯错误

1. 身体容易前后移动。
2. 手臂容易弯曲。
3. 动作和呼吸配合不协调。

第十一式　开胯式

【1】动作功效

开胯式是瑜伽动作。按照瑜伽理论，开胯式可激发海底轮的活力，调

理性腺功能，对于性冷淡、前列腺炎、遗精等生殖系统疾病，以及尿频、尿急、遗尿等泌尿相关问题均有裨益。

【2】方法与步骤

动作方法：蹲在垫子上，双脚距离约与肩同宽，脚跟着地，肘关节顶在小腿前，双掌合十，髋关节向下沉，背部挺直，把注意力集中在会阴部区域，见图8-28。

练习次数

保持20 s，休息10 s，重复3遍。

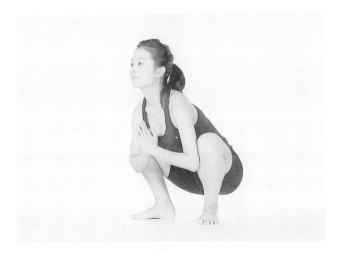

图 8-28

【3】动作说明

开胯式是哈达瑜伽的基本体式之一，对应人体内部7个能量中心中的是"根轮"，也叫海底轮。就像树的能量供应来自树根一样，根轮是生命能量的来源，与生殖、泌尿系统的机能密切相关。

【4】提示

1. 有些人踝关节、跟腱灵活性较差，脚跟不能着地，可以把瑜伽垫折叠，垫在脚跟下面。

2. 练习前，充分做好下肢关节的热身活动。

【5】易犯错误

1. 拱腰，背部没有挺直。
2. 肘关节没有向外撑，髋关节下沉不够。

第十二式　会阴部收束法

【1】动作功效

　　会阴部收束法是瑜伽动作，其重点在于对生殖器与肛门之间的区域，即会阴部，施加强大的身体压力并加以收缩，促进生殖、泌尿器官区域的供血，有助于对便秘、尿失禁的控制能力。

【2】方法与步骤

　　动作一：左腿伸直，右腿屈膝，把右脚跟贴在左大腿侧，见图8-29。
　　动作二：用手臂把身体抬起，把右脚跟抵住会阴部，双手向前，把脚掌轻轻向后拉，胸部向前挺起，保持背部挺直，收紧会阴部，把注意力集中在会阴部，保持10次深呼吸，见图8-30。

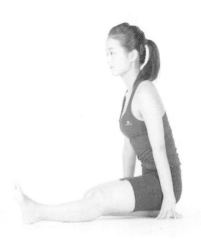

图8-29

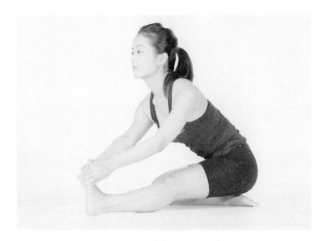

图 8-30

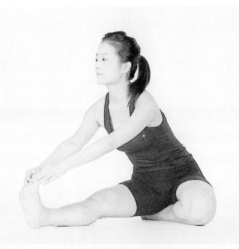

图 8-31

动作三：交换另外一侧，做同样练习，见图 8-31。

练习次数

左右各 3 遍为 1 组，组间休息 10 s，重复 3 组。

【3】动作说明

收束法即班达（梵文 Bandha，音译班达），意为"约束或控制、封锁"。它是瑜伽中特有的练习方法之一，含有收缩、束缚的意思。收束法可以使人聚敛散布在体内各处的气息能量，进行集中和控制，被广泛地应用到调息和契合练习中。会阴收束法包含有身与心两方面的因素，一般是和提肛契合法一起练习的。会阴部收束法促进生殖、泌尿器官区域的供血，增进相关功能。

【4】提示

如果身体柔韧性较差，抓脚趾有困难的话，可以借助瑜伽带或者毛巾，做辅助练习。

【5】易犯错误

把动作仅仅当作伸展练习，没有掌握会阴部锻炼的要点。

第十三式　束角式

【1】动作功效

束角式是瑜伽动作。按照瑜伽理论，束角式通过对根轮的刺激，促进肾脏和膀胱的健康，有助于尿失禁症状的控制。

【2】方法与步骤

动作一：坐在垫子上，脚心相对，双手抓住脚趾，使脚跟尽量靠近会阴部，均匀呼吸，见图 8-32。

动作二：身体慢慢向前倾，主动加深呼气的过程，每次呼气时手指多向前移动一点儿，把注意力集中在会阴部，见图 8-33。

练习次数

保持 15 s 为 1 组，组间休息 10 s，重复 3 组。

【3】动作说明

束角式是哈达瑜伽经典体式之一。在这个练习中，根轮得到刺激，骨盆和腹部以及背部得到足够的血液供应，进而使肾脏、前列腺和膀胱保持健康。

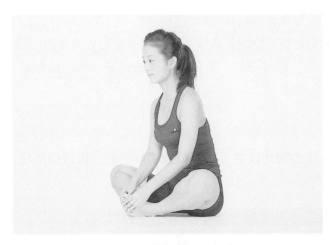

图 8-32

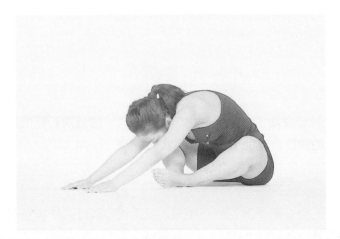

图 8-33

【4】提示

    1. 脚跟要尽量靠近会阴部。

    2. 臀部不要离开地面。

【5】易犯错误

    1. 颈部用力过多。

    2. 腰部不够放松。

第十四式　脊柱扭转式

【1】动作功效

通过脊柱的扭转调节脊柱两侧的自主神经系统，促进内脏神经系统的兴奋和抑制的平衡，有助于尿失禁的康复。

【2】方法与步骤

预备式

坐在垫子上，双腿伸直，均匀呼吸，见图 8-34。

动作一：左腿屈膝，左脚踝在右膝关节内侧，见图 8-35。右手屈肘，肘关节贴在左膝外侧，手心向外，见图 8-36。

动作二：身体向左后方扭转，保持 9 次呼吸，见图 8-37。然后展开肘关节，右手握住左脚踝关节，身体进一步向左后扭转，保持 9 次呼吸，见图 8-38。

动作三：交换另外一侧，其他要领同前，见图 8-39、图 8-40、图 8-50。

练习次数

左右各 1 遍为 1 组，组间休息 10 s，重复 3 组。

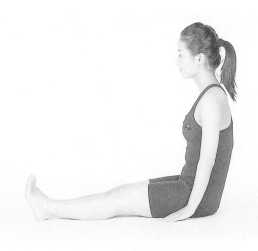

图 8-34

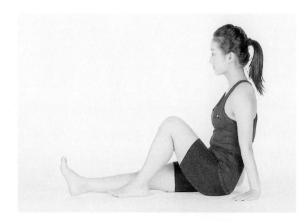

图 8-35

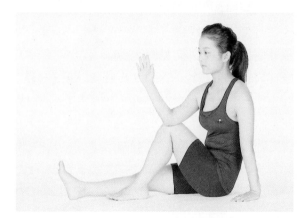

图 8-36

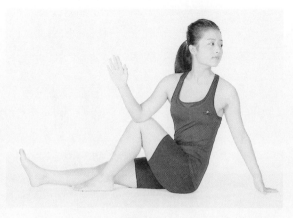

图 8-37

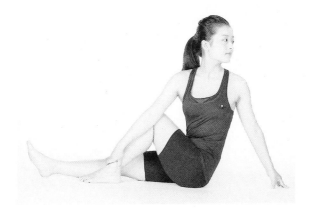

图 8-38

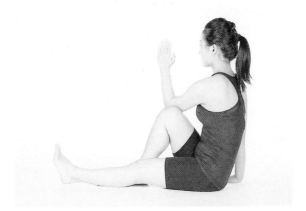

图 8-39

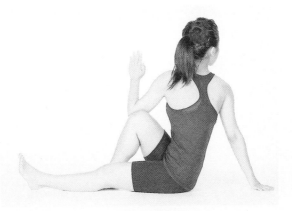

图 8-40

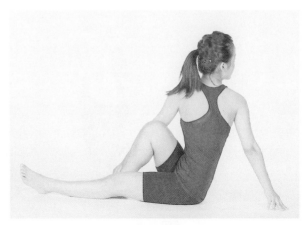

图 8-41

【3】动作说明

脊柱扭转式是瑜伽的基本体式之一，通过柔和地扭转脊柱，调节脊柱两侧内脏神经的状态，有益于健康状况的改善。

【4】提示

1. 扭转时，背部要挺直；臀部不要离开地面。
2. 可有意加深呼气的过程，在每次呼气，试着多增加一点扭转的幅度。

【5】易犯错误

1. 背部没有挺直，身体歪斜。
2. 用蛮力强硬扭转。
3. 耸肩；臀部外翻。

第十五式　坐姿背部前屈伸展式

【1】动作功效

坐姿背部前屈伸展式是瑜伽中的经典体式，它使整个脊柱充分伸展，使身体的能量流向身体的各个部分，畅通身体的中脉、水脉、火脉，唤醒海底轮的能量，对于消化系统、生殖系统、泌尿系统和内分泌系统均有益处。

【2】方法与步骤

预备式

坐在垫子上，双腿伸直，均匀呼吸，见图 8-42。

动作一：左腿屈膝收起，脚跟贴在右侧大腿内侧，身体前屈，双手抓住右脚，背部挺起，见图 8-43。身体慢慢前屈，右腿保持伸直状态，腹部均匀地贴到大腿上，脊柱向前伸展，下巴轻轻贴在小腿之间，均匀地呼

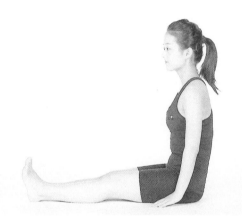

图 8-42

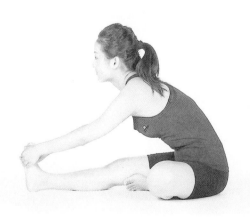

图 8-43

117

吸，保持 9 次呼吸，见图 8-44。

动作二：交换另外一侧，其他要领同前，见图 8-45、图 8-46。

动作三：双手抓住大脚趾，挺胸仰头，把整个脊柱伸展开来，见图 8-47。然后慢慢把身体向前屈，腹部均匀地贴到大腿上，脊柱向前伸展，下巴轻轻贴在小腿之间，均匀地呼吸，使头顶离大脚趾的距离越来越近，保持这个姿势 30 s，见图 8-48。

练习次数

左右各 1 遍为 1 组，组间休息 10 s，重复 3 组。

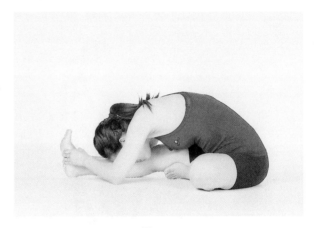

图 8-44

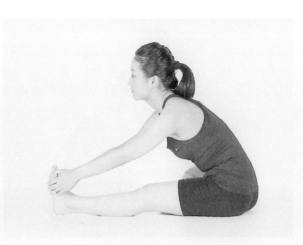

图 8-45

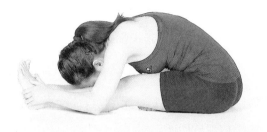

图 8-46

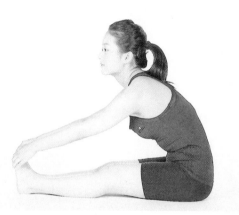

图 8-47

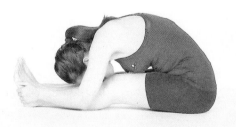

图 8-48

【3】动作说明

　　每个人的身体条件不同，前屈的幅度要量力而行。初学者及身体僵硬者，如果手指抓不到脚趾，可以借助瑜伽绳子的辅助完成动作。

【4】提示

　　1. 该练习的重点是伸展脊柱，而不是拉伸韧带。

　　2. 身体越放松越容易伸展，切记要量力而行，不可强迫自己，不可用蛮力。

【5】易犯错误

　　1. 颈部用力过多。

　　2. 心情急躁，用蛮力拉伸。

第十六式　禅坐

【1】动作功效

　　通过注意力和意识专注能力的锻炼，放松身心状态，提升安详、宁静的心理品质，调节内分泌系统和神经系统的功能，使交感神经和副交感神经的功能趋于平衡，进而改善尿失禁的症状。

【2】方法与步骤

　　预备式

　　在一个相对安静的环境里，可以在家里或者办公室，穿宽松的衣服。

　　动作一：右脚脚跟靠近会阴部，左脚置于右脚脚踝前，髋关节下沉，使臀部、大腿外侧和小腿外侧，平稳地坐在垫子上，双手手心向上，拇指轻抵，有意识地放松肩膀，面带微笑，均匀呼吸，见图8-49。

　　动作二：调息。均匀、柔和、缓慢地呼吸，不要刻意干涉呼吸。调心。心里默数呼气的次数。每次呼吸时，不管吸气，只关注呼气。呼气时，默数"1"。然后再次呼吸，不管吸气呼气时，默数"2"，这样数到

"10"时，再从"1"开始。

练习次数

从 5 min 开始，逐渐延长静坐的时间，增加到 10 min，15 min，乃至 30 min。

【3】动作说明

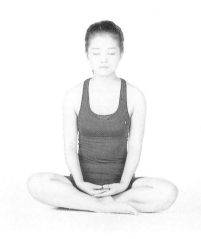

图 8-49

静坐的要点是，仅仅是从"1"数到"10"的循环往复。虽然看似简单，但并不容易。腿部发麻或者腰背酸时，可以调整一下姿势。注意力不集中时，再把心收回来，继续数呼气的次数。想睡觉时，可以做几次深呼吸，振作一下，继续数呼气的次数。

【4】提示

1. 静坐是调理身心的有效途径，是一种我国传统的养生方法。"宁静致远"，从古代的诸葛亮、韩愈、苏东坡，到近代的郭沫若、钱穆等人，都倡导静坐。心神安静以后，身体状况也会得到改善。

2. 练习禅坐前，先做一些关节活动的热身练习。结束后，要再做些膝关节的按摩和放松练习。

3. 不要在迎风的地方和冷气空调房间中静坐，开始静坐之前要进行一些暖身活动，让身体的血脉充分畅通，冬季则需要保持衣着宽松和保持温暖。

4. 静坐需要养成习惯。一般能够坐 15 min 时，效果就逐渐显现了。内心焦虑、抑郁、易怒等负面情绪就会逐渐减少。

【5】易犯错误

1. 低头；塌腰。

2. 心浮气躁，杂念纷飞。

第九章　女性压力性尿失禁运动疗法的球上练习

第一式　腰骶滚球

【1】动作功效

以瑜伽球为载体，通过对腰骶部位的主动按摩，刺激骶髂神经，进而改善尿失禁的症状。

【2】方法与步骤

动作一：坐在瑜伽球上，双脚分开约与肩同宽，背部挺直，均匀呼吸，见图9-1。

动作二：双手交叉合抱于颈部后方，腰骶部慢慢用力，臀部、腰部、背部依次用力，把瑜伽球向前滚动，见图9-2。

动作三：再慢慢把球向后滚动，背部、腰部、腰骶部依次用力，见图9-3。

练习次数

往返7次为1组，组间休息10 s，

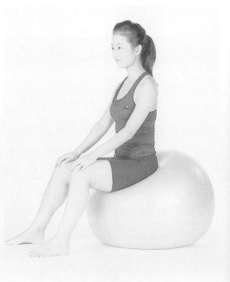

图9-1

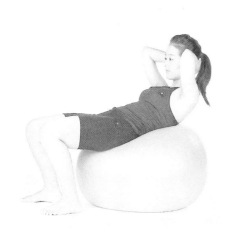

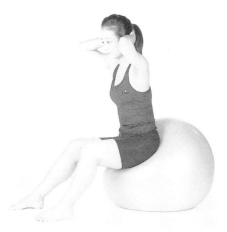

图 9-2　　　　　　　　　　　　　　　图 9-3

重复 3 组。

【3】动作说明

　　该练习主要借助瑜伽球，对腰骶部位进行主动按摩。

【4】提示

　　瑜伽球的平衡比较难以把握，容易摔倒，要敢于尝试，逐渐适应。

【5】易犯错误

　　1. 速度过快，导致滑到。
　　2. 颈部紧致。

第二式　仰卧挺髋

【1】动作功效

　　借助瑜伽球锻炼髋部、骨盆和腿部肌肉的控制力，增强泌尿系统的机能。

【2】方法与步骤

动作一：双手交叉合抱于颈部后方，双脚分开，腰背部贴在瑜伽球上，见图 9-4。

动作二：深深地吸气，全身放松。缓缓地呼气，把髋关节向上挺起，成拱桥形状，见图 9-5。

练习次数

7 次 1 组，组间休息 15 s，重复 3 组。

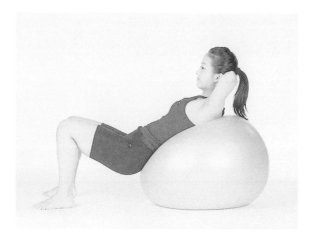

图 9-4

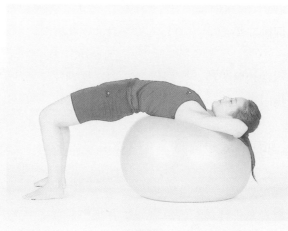

图 9-5

【3】动作说明

在瑜伽球上做仰卧挺髋，比在垫子上练习的难度明显增加，要把握好平衡。

【4】提示

动作与呼吸配合协调一致，吸气时放松身体，呼气时髋关节用力上挺。

【5】易犯错误

1. 髋部没有充分挺起。
2. 没有控制好平衡。

第三式　仰卧脚跟滚球

【1】动作功效

中医理论认为脚跟与肾功能有关。该练习通过脚跟的刺激增强肾功能，进而有助于尿失禁症状的改善。

【2】方法与步骤

动作一：仰卧在垫子上，双手交叉合抱于颈部后方，双腿靠在瑜伽球上，见图9-6。

动作二：深深地吸吸气，脚跟慢慢用力，把瑜伽球滚向臀部；缓缓地呼气，脚跟慢慢用力，把瑜伽球向前滚动，见图9-7、图9-8。

练习次数

7次1组，组间休息10 s，重复3组。

【3】动作说明

足太阳膀胱经是人体最长的经络，从背部沿大腿、小腿后部，直达脚跟部位。脚跟滚球可以锻炼足太阳膀胱经，有助于尿失禁的改善。

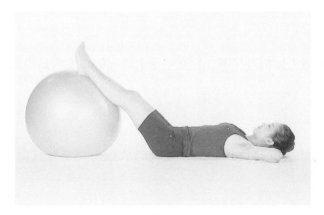

图 9-6

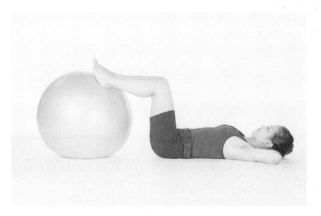

图 9-7

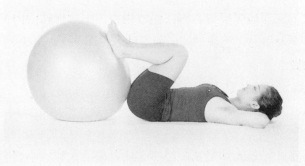

图 9-8

【4】提示

　　该动作看似容易，实际上很难。用脚跟控制瑜伽球，需要很好的耐心和把握平衡的能力。

【5】易犯错误

　　难以平衡；速度不均匀。

第四式　俯卧脚背滚球

【1】动作功效

　　该练习通过提高腰腹部核心肌群的控制能力，改善泌尿系统对腹内压变化的适应能力，进而有助于尿失禁的缓解。

【2】方法与步骤

　　动作一：俯卧，双手分开约与肩同宽，把小腿和脚背放在瑜伽球上，抬起身体，见图9-9。
　　动作二：小腿内收，屈膝，腰腹部用力，用脚背把瑜伽球慢慢向前移动，见图9-10、图9-11。
　　动作三：小腿、脚背后蹬，把瑜伽球慢慢向后移动。

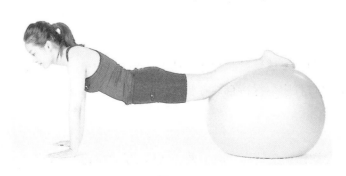

图9-9

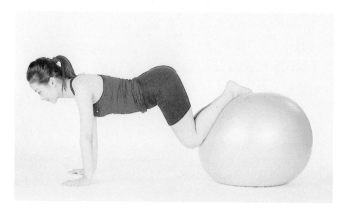

图 9-10

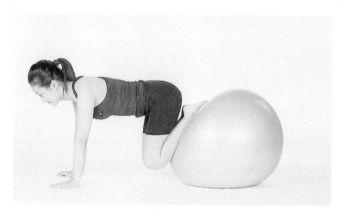

图 9-11

练习次数

7 次 1 组，组间休息 15 s，重复 3 组。

【3】动作说明

1. 该练习主要锻炼腰腹部核心肌群的控制能力。
2. 整个过程中，保持自然呼吸。

【4】提示

该练习动作难度较高，对手臂、腰腹部肌群的锻炼强度大。初学者可以从 3 次开始，逐渐增加次数。

【5】易犯错误

　　1. 速度不均匀；呼吸紊乱。

　　2. 肩颈紧张；身体歪斜。

第五式　俯卧抬腿

【1】动作功效

　　该动作通过提高腰部、腹部核心肌群的控制能力，改善泌尿系统对腹内压变化的适应能力，缓解尿失禁症状。

【2】方法与步骤

　　动作一：俯卧，双手分开约与肩同宽，把小腿和脚背放在瑜伽球上，抬起身体，见图 9-12。

　　动作二：慢慢把左腿抬起，用手臂和右腿控制平衡，保持 7 s，均匀呼吸，见图 9-13。

　　动作三：慢慢放下左腿，换右腿练习，其他要领同前，见图 9-14。

练习次数

　　左右各抬腿 1 次为 1 遍，3 遍为 1 组，组间休息 15 s，重复 3 组。

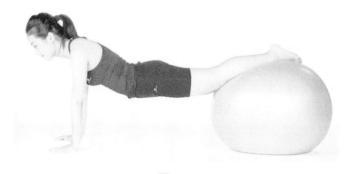

图 9-12

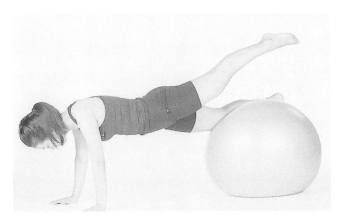

图 9-13

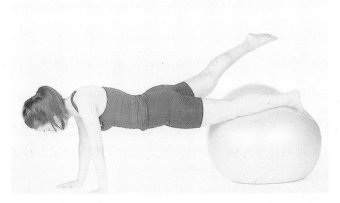

图 9-14

【3】动作说明

该练习主要锻炼腰部、腹部核心肌群的控制能力。

【4】提示

该练习对手臂、腰腹部的力量要求很高，难度大，容易滑倒。

【5】易犯错误

1. 颈部紧张；呼吸紊乱。

2. 身体不平衡导致滑倒。

第十章 女性压力性尿失禁运动疗法的辅助练习

第一式 按摩肾俞穴

【1】动作功效

根据中医理论，肾主水，与人体生殖泌尿代谢有关，按摩肾俞穴可以强壮肾气，增强肾功能，对于腰疼、肾脏病患、尿频、尿失禁等症状均有保健作用。

【2】方法与步骤

把双手握成空拳，用拳眼的部位，见图 10-1。在腰部肾俞穴的区域，从下向上摩擦 49 次，见图 10-2、图 10-3。

练习次数

每次 64 次，早晚各 1 次。

【3】动作说明

肾俞穴位置在腰部，与肚脐同一水平线的脊椎左右两边双指

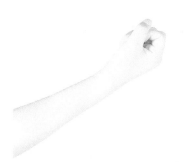

图 10-1

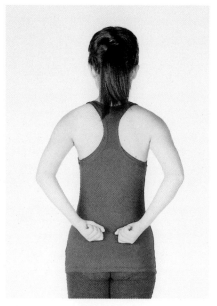 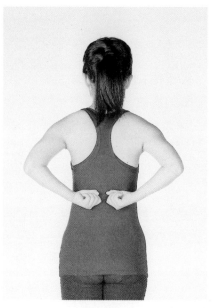

图 10-2 图 10-3

宽处。在第二腰椎棘突旁开 1.5 寸处。经属：足太阳膀胱经。

【4】提示

1. 最好直接在皮肤上按摩，隔着衣服按摩的效果较差。
2. 用力适中。
3. 只做从下往上的按摩，放下时不按摩。

【5】易犯错误

力度太轻，或者太重。

第二式　按摩涌泉穴

【1】动作功效

涌泉穴是足少阴肾经的常用腧穴之一，与小便不利、频繁、失禁等症状有关。

【2】方法与步骤

坐在床上或垫子上，脚心相对，双臂交叉，食指、中指和无名指用力，左手搓右脚，右手搓左脚。

练习次数

每次 108 次，晚上睡觉前进行。

【3】动作说明

位置：位于足底部，蜷足时足前部凹陷处，约当足底第 2、3 跖趾缝纹头端与足跟连线的前 1/3 与后 2/3 交点上，见图 10-4。

【4】提示

按摩涌泉穴之前，最好先用温水泡脚。

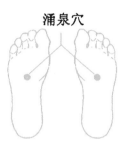

涌泉穴

图 10-4

【5】易犯错误

用力太轻，力度渗透不够。

第三式　按摩三阴交穴

【1】动作功效

中医素有"女人常揉三阴交终身不变老"之说。按摩三阴交穴对于经前综合征、尿失禁等妇科疾病均有裨益。

【2】方法与步骤

坐在床上或垫子上，屈膝，用右手的大拇指点按右侧三阴交穴。然后交换，用左手的大拇指点按左侧三阴交穴。

练习次数

每次左右各 64 次。

【3】动作说明

位置：位于足内踝上缘，四横指处，见图 10-5。三阴，足三阴经也。交，交会也。此穴为足太阴脾经、足少阴肾经、足厥阴肝经等三条阴经气血交会之处。

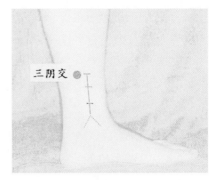

图 10-5

【4】提示

点按要有力度，每次要有酸胀感。

【5】易犯错误

用力太轻或太重。

第四式　敲打八髎穴

【1】动作功效

八髎穴是骶神经孔。在八髎区域进行提捏、推拿、按揉、拔罐或艾灸，按摩八髎穴可调节骶神经功能，对于小便失禁、妇科疾病等有辅助治疗作用。

【2】方法与步骤

双手握拳，用食指的骨节，见图 10-6，敲打八髎穴区域，见图 10-7、图 10-8。

练习次数
每次 5 min 左右。

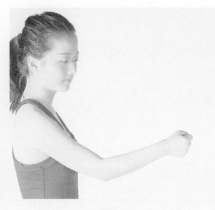

图 10-6

【3】动作说明

八髎穴的位置：八髎穴不是一个穴位，而是一组穴位，共 8 个。

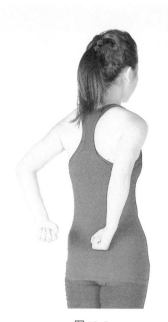

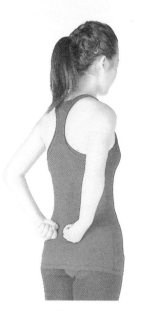

图 10-7　　　　　　　　　　　　　　图 10-8

在腰骶的部位有 8 个点，左边 4 个右边 4 个，分为上髎穴、次髎穴、中髎穴、下髎穴，是骶神经丛的位置。

【4】提示

八髎穴位置较深，敲打要有力度，每次要有酸胀感。

【5】易犯错误

用力太轻，无穿透感。

参考文献

［1］冯亚玲 . 女性压力性尿失禁常见病因及治疗［J］. 中国现代医学杂志，2005，15（24）: 3775-3776.

［2］李俭莉，徐武 . 大舞摆臀势练习对女性压力性尿失禁的疗效［J］. 中国康复医学杂志，2013，4: 364-366.

［3］宋岩峰 . 女性压力性尿失禁的流行病学研究（英文）［J］. 中国临床康

复，2004，19（24）：5196-5197.

［4］陈庆丽，许勤，殷长军，等.认知行为干预对女性压力性尿失禁患者盆底肌训练依从性和治疗效果的影响［J］.护理实践与研究，2014，11（3）：41-43.

［5］邵阿末.盆底肌系列训练法对压力性尿失禁患者的干预效果评价［J］.中国实用护理杂志，2011，27（4）：35-36.

［6］汪司右，陈国美，李丽会."骶四针"疗法治疗女性压力性尿失禁［J］.上海针灸杂志，2006，25（5）：15-17.

附录一　12周练习进度安排

12周练习进度安排（供参考）

内　容	1～4周	5～8周	9～12周	备　　注
站姿练习	提踵收会阴 脚跟走	鸟飞式 固肾腰	鸟飞式 摆臀式	提踵收会阴、脚跟走路可与日常活动结合
坐姿练习	夹球内收	夹球内收 简易夹脊柱扭转	夹球内收 简易夹脊柱扭转 抗阻外展	夹球内收是练习重点
垫上练习	仰卧腹式呼吸 仰卧抬腿 猫伸展式 脊柱扭转式（初级）	抬臀挺髋 屈膝起身 蝗虫式 脊柱扭转式 束角式 禅坐	仰卧举腿 束角式 脊柱延展式 脊柱扭转式 清洁呼吸法 会阴部收束法 禅坐	瑜伽清洁呼吸法、会阴部收束法、瑜伽束角式、脊柱扭转式是练习重点
辅助练习	按摩肾俞穴 按摩涌泉穴	按摩肾俞穴 按摩涌泉穴 按摩三阴交穴	按摩肾俞穴 按摩涌泉穴 按摩三阴交穴 按摩八髎穴	按摩肾俞穴、八髎穴是练习重点

 附录二　三篇研究报告

研究报告一
老年尿失禁患者运动疗法的研究进展

老年尿失禁（UI）是老年人各种疾病导致的 UI 的总称。患者由于长期受到这种"难言之隐"的困扰，往往存在强烈的心理冲突，如焦虑、抑郁、自我价值感降低、社会交往减少等，严重影响了患者正常的人际交往。研究显示，欧美国家老年人尿失禁的发病率约在 18%～50%[1—4]，我国学者报道的发病率在 15%～70%[5—9]。尿失禁的影响因素有很多，主要包括高龄、女性、吸烟、体育锻炼、饮食等生活方式以及肥胖，影响患者尿量、控尿功能、患者入厕能力或增加腹压的一些疾病因素和对神经精神系统和下尿路功能有影响的药物等[10]。UI 的治疗方法包括手术治疗和保守治疗，手术治疗共分为四大类共 100 多种，主要适用于尿道括约肌障碍引起的中重度 UI 患者，是治疗的最后选择。保守治疗分为药物治疗和行为干预（Behavioral Therapy），行为干预包括了定时排尿、膀胱训练、盆底肌训练和生活方式调整，如减重等[11]。其中膀胱训练被称为行为疗法，而盆底肌训练又被称为是运动疗法（Exercise Therapy），尤其适用于老年压力性尿失禁的患者[11]、年老体弱或具有手术禁忌证患者，同时可用于术前以提高手术疗效，有效率可达 70%～100%。

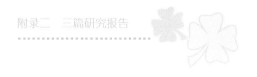

一、膀胱收缩训练

膀胱训练对所有类别的尿失禁都同样适用，它可以促进膀胱的完全收缩和排空[12]。膀胱训练的内容包括了双腔导尿管的应用以及前一次和后一次排尿之间的导尿管夹管，还有通过使用一定的方法控制排尿冲动来进行膀胱抑制，如有排尿冲动时保持身体僵直、深呼吸、从精神上控制排尿冲动、分散注意力、收缩盆底肌肉抑制逼尿肌收缩直至排尿冲动结束[13—14]。虽然有不同的治疗方法及技术，但所有的方法及技术均要求患者自己重新获得对膀胱及括约肌的控制。患者应填写每周的排尿日记，并应参照上周的排尿日记，预定本周的排尿时间间隔。患者在任何时候想延缓排尿，以遵守预定排尿的时间排尿时，一般借助于收缩括约肌的方法。

二、盆底肌训练

盆底肌训练的治疗原理为：运用物理方法，通过患者主动或被动收缩或刺激盆底肌，使尿道关闭功能增加，达到治疗尿失禁的作用[15]。盆底复健的目的[16]：一是提高盆底肌收缩力和张力，使其有能力支持膀胱颈和盆腔内脏器。二是增强尿道括约肌的力量，使尿道伸长，增加尿道阻力，从而使控制尿液的张力提高。PFR目前包括盆底肌锻炼（Pelvic Floor Muscle Exercise，PFME）、生物反馈（Biofeedback，BFB）和功能性电刺激（Functional Electrical Stimulation，FES）等方法[17]。

（一）盆底肌锻炼（凯格尔锻炼法）

PFME又称耻尾肌自然锻炼法（简称凯格尔锻炼法或kegal锻炼法），是由美国妇产科医生凯格尔（kegel）创建于1948年。其目的是通过锻炼耻-尾骨肌肉群，增强盆底肌肉组织的张力，改善盆腔器官支持，增加尿道内压。患者有意识地自主性收缩肛提肌为主的盆底肌肉，使膀胱恢复到正常的生理位置，增强控尿的能力，防止尿失禁。

PFME有两种方法[18]：患者可采用站立、仰卧位或坐位，双膝并拢体位，保持深而缓慢的呼吸。第一种方法是吸气时收缩肛门，再收缩尿道，

产生盆底肌上提的感觉并维持 5～10 s，然后呼气时彻底放松肌肉相同时间；另一种方法是快速、有力的收缩盆底肌肉 2 s 并快速放松肌肉。每天在不同体位下锻炼 2～3 次，每次持续 15～30 min。

PFME 的原则：（1）锻炼方法正确。正确识别盆底肌的部位，可让患者用食指和中指插入阴道，感受盆底肌的收缩。收缩盆底肌时要保持腹部、臀部及股部肌肉放松，避免患者采用 Valsalva 动作。（2）锻炼持久化。一般起效于 6～8 周后，当症状改善后仍需锻炼，8～10 周为 1 疗程。部分患者需终身锻炼，否则易复发。（3）锻炼强度适宜。勿过度锻炼，避免造成盆底肌肉疲劳。（4）强化刺激。当盆底肌力恢复 4 级以上，可在盆底肌收缩期间作咳嗽、站立等增加腹压的动作，并在会阴部施以痛觉刺激或将插入阴道内的手指张开以刺激阴道壁。

PFME 的适应指征：除适用于轻度 UI 患者或术前运用以加强疗效或用于高危因素人群的预防，还需符合以下 4 个标准：骨盆结构完整、盆腔器官排列适当、盆底肌具活动能力和无现有的不可逆的病因存在[19]。

PFME 辅助措施：为了增加患者锻炼的动力和毅力，采用一种仪器来帮助患者进行锻炼。按要求给仪器设定好程序，仪器会发出鸣音，盆底肌锻炼在快速和慢速收缩 2 分钟后，将随着该仪器控制的节律进行[20]。仪器的鸣叫声可帮助和促进患者坚持锻炼，通过提高锻炼质量来提高疗效。

研究显示：2001 年，Hay-Smith 等对 PFME 进行循证医学评价（6 个研究，403 例），结果发现：PFME 效果优于未治疗或安慰剂，且"强化"锻炼优于"标准"锻炼。Goode 等[21]报道：经过 8 周单纯盆底肌锻炼有 68.6% 患者的临床症状得到明显改善。Ankee 等[22]研究发现：单纯盆底肌锻炼的有效率为 52.6%。国内袁浩斌等[23]研究显示：84% 的患者进行盆底肌锻炼后症状有改善，治愈率为 54%，坚持锻炼 5 年后提高为 58%。魏涛[24]报道：单纯盆底肌锻炼对围绝经期 UI 有明显疗效。舒展容等[25]研究报道：PFME 组临床疗效总有效率为 92.2%，显著高于常规药物治疗组（66.1%），盆底肌肉功能锻炼治疗能显著改善患者的尿动力学指标。张洁等[26]研究显示：PFME 对于 UI 的有效率达 88.2%，锻炼持续时间越久，效果提高越明显，PFME 持久化是治疗成功的首要因素。妊娠和阴道分娩是尿失禁发展中的主要危险因素，许多学者对进行盆底肌锻炼的时机进行了研究。国外调查资料显示，孕期尿失禁的发病率为 42.2%[27]，

30% 的女性在第 1 次分娩后 5 年内发生 UI[28]。Harvey 等[29] 总结了近年来的研究发现：产后盆底肌锻炼对产后压力性尿失禁的治疗是有效的。国内杨俊玲等[30] 将 162 例产妇随机分为观察组（90 例）和对照组（72 例），观察组进行 10 周以上盆底肌功能锻炼，对照组行健康教育，比较两组产后 6 个月尿失禁情况，结果观察组 UI 发生率明显低于对照组（$P < 0.01$），且严重程度也得到明显改善。温醒华等[31] 报道：将 148 例产妇随机分为训练组（75 例）和对照组（73 例），训练组进行 6～8 周以上 PFME，于产后 6 个月和 12 个月随访，通过排尿状况、盆底肌张力及尿垫试验进行评估，结果训练组的 UI 发生率明显低于对照组（$P < 0.01$）。多项研究表明产后行 PFME 能促进产后盆底组织器官功能的恢复，有效预防和治疗产后尿失禁的发生[32—34]。但也有报道认为 PFME 对产后 UI 的预防是无效的[29]，主要原因是样本太少，且方法学上质量有高低，客观判断指标（包括盆底肌快速收缩力和最大尿道闭合压）的效果差异缺乏统计学支持。

近年来，Beyond Kegel 锻炼法逐渐取代传统的凯格尔锻炼法，主要由于凯格尔是独立的锻炼，无法将其他的身体活动与盆底肌锻炼整合起来，盆底肌锻炼相对枯燥，许多患者无法坚持进行锻炼，中途放弃。有研究报告随着盆底肌锻炼的频率、强度、持续时间及联合辅助方法不同，治疗老年女性压力性尿失禁的有效率为 17%～84%[35]。虽然凯格尔锻炼法能改善女老年性尿失禁的症状，但其实施时存在一定的局限性。因为盆底肌在人体内属看不见、摸不着的肌肉，传统的讲授指导过于抽象无法让患者真正意会，许多老年妇女无法达到正确练习的效果；同时凯格尔锻炼法也相对比较枯燥，导致受训者兴趣降低，无法坚持，最终未达到应有的疗效。因此指导患者正确认识盆底肌群是治疗的前提，考虑尿失禁患者如何感受、如何思考、如何自我激励盆底肌锻炼是治疗的关键。同时设计研究一套有效的、有趣味的健身操，该健身操能有效达到训练盆底肌的作用，同时又具有趣味性和活泼性，保证尿失禁患者能在家中不受时间、地点的限制进行练习，故而能更长久地坚持练习。为了强化其效果，结合指导膀胱训练、利用语言劝说、亲身体验、间接经验示范等自我效能资源。语言劝说包括教育手册、讲座、健身操指导语 CD、咨询；亲身体验包括认识盆底肌收缩动作、集中锻炼、记录训练卡。

（二）耻尾肌自然锻炼结合生物反馈法

生物反馈是借助置于阴道或直肠内的电子生物反馈治疗仪，监测盆底肌肉活动状态，并将信息转化为声音或视觉信号反馈给医生和患者，使其了解盆底肌肉锻炼的情况，从而制订更适宜的锻炼计划，同时指导患者进行正确的、自主的盆底肌锻炼并形成条件反射。生物反馈本身不是一种治疗方法，它只是调整锻炼、测量盆底肌锻炼反应的一种手段。临床上多采用生物反馈联合 PFME 来治疗，目的是为了进一步增强盆底肌锻炼的效果。

生物反馈的方法：治疗前指导患者排空大、小便，侧卧于治疗床上。在阴道或肛门内置入电极，指导患者在治疗仪显示下进行正确的盆底肌收缩和松弛，建立基础的盆底肌收缩阴道或直肠内压和肌电图增加值以及维持收缩状态的时间；交替进行收缩与松弛，20 分钟 1 次，每周 3 次，12 周为 1 疗程。最常用的生物反馈类型为[18]：场景生物反馈、膀胱生物反馈、肌肉生物反馈和 A3 反射。可根据患者的盆底肌力级别安排不同类型的生物反馈。

Goode 等[21]报道：单纯生物反馈治疗 UI 12 周后，临床症状和尿动力学参数有显著改善。Aukee 等[22]报道：30 例患者进行 12 周的生物反馈治疗 SUI 的有效率为 68.8%。Harvey 等[29]研究显示：产后运用生物反馈联合 PFME 能降低产后 SUI 的发生率并提高盆底肌力，但产前运用短期效果欠佳。柳懿鹏等[36]报道：对 11 例 SUI（压力性尿失禁）患者进行生物反馈治疗后，7 例患者获满意疗效，4 例患者好转。游泳等[15]将 50 例 SUI 患者分为 3 组，轻度 20 例、中度 15 例和重度 15 例，进行 12 周强化生物反馈联合 PFME 治疗，比较 3 组 3 个月后有效率，轻度组为 95%，显著高于中度组（67%）和重度组（53%）（$P < 0.05$），结果表明此项治疗更适用于轻度 SUI 患者，且疗效高于单一生物反馈或 PFME。阴道锥体是一种盆底康复器，通过自身重力作用促使患者自主收缩盆底肌，逐渐延长保持的时间，是一种特殊形式的生物反馈治疗。李兆艾等[37]将 175 例产妇随机分两组，治疗组（130 例）接受 6 周阴道锥体联合 PFME 治疗，结果治疗组较对照组 SUI 发生率明显降低，盆底肌电值显著升高，提示阴道锥体是产后盆底肌锻炼的有效补充手段。但由于实施生物反馈需要一定的

仪器设备，使其在应用方面受到一定的限制，不能像 PFME 那样应用广泛。而且其治疗过程易受各种因素影响，例如患者的依从性、初期治疗后盆底肌收缩力的增加程度、患者锻炼的持久性和准时性等。目前生物反馈的治疗方案尚不统一，还需进行深入研究。

综上所述，运动疗法和行为疗法是治疗老年轻度和中度 UI 的首选方法，也是重度 UI 患者术前锻炼的重要内容。经过盆底肌锻炼、耻尾肌自然锻炼结合生物反馈法之后 UI 的发生率明显降低，对于轻度 UI 患者治愈率甚高。目前国内对 UI 的运动疗法仍处于起步阶段，许多研究者对其进行了多方面的探讨，但仍未形成一个成熟的治疗方案。另外，对传统盆底肌复健的方法的改良是趋势所在。所以，在今后的工作中需加强此方面的研究，使盆底复健成为一个完善的治疗体系，能更有效地减轻尿失禁患者的痛苦，提高其生活质量。

参考文献

［1］ Teunissen TA, Vanden Bosch WJ，Lagro-Janssen AL, et al. Prevalence of urinary, fecal and double incontinence in the elderly living at home ［J］. Int Urogynecol J Pelvic Floor Dysfunct, 2004, 15(1): 10−13.

［2］ Weltz-Barth A, Incontinence in old age: a social and economic problem ［J］. Urologe，2007, 46: 363−364.

［3］ Frank C, Szlanta A. Office management of urinary incontinence among older patients ［J］. Can Fam Physician, 2010, 56(11): 1115−1120.

［4］ Jumadilova Z，Zyczynski T，Paul B. Urinary incontinence in nursing home: resident characteristics and prevalence of treatment ［J］. Am J Manag Care，2005, 11(4 Suppl): S112−120.

［5］ 陈忠，陈立功，叶章群，等.武汉市某社区尿失禁人群调查［J］.中华泌尿外科杂志，2004，25（9）：590−591.

［6］ Song YF, Zhang WJ, Song J, et al. Prevalence and risk factors of urinary incontinence in Fuzhou Chinese women ［J］. Chin Med J(Engl), 2005, 118(11): 887−892.

［7］ 吴志农，金蕾，夏淑华.农村地区中老年妇女尿失禁的抽样调查与干预研究［J］.中国医药指南，2011，9（15）：5−6.

［8］ 孙万卉，李爱阳.密云农村地区老年女性压力性尿失禁发病情况调查［J］.国际妇产科学杂志，2012，39（1）：92−94.

［9］ 张玲华，王君俏，白姣姣，等.上海市 3 个社区的中老年女性压力

性尿失禁患病现状及生活质量分析［J］. 中华护理杂志，2010，45
（11）：1009-1011.

［10］刘跃华，何桂香，李艳群，刘幼硕，蹇在金. 老年尿失禁流行病学研
究进展. 中国老年学杂志［J］. 2015，12（35）：6935-6937.

［11］Angela Testa. Understanding Urinary Incontinence in Adults［J］.
urologic nursing, 2015(35): 82-87.

［12］Wieder, J. (2010). Pocket guide to urology. Caldwell, ID: Griffith
Publishing.

［13］Gomelsky, A., & Dmochowski, R. R. Treatment of mixed urinary
incontinence in women. Current Opinion in Obstetrics and Gyne cology,
2011: 23(5), 371-375. doi: 10. 10 97/ GCO. 0b013e32834a9298.

［14］Goode, P. S., Burgio, K. L., Richter, H. E., & Markland, A. D. Incontinence
in older women. Journal of the Am erican Medical Association, 2010:
303(21), 2172-2181. doi: 10. 1001/ jama. 2010, 749.

［15］游泳，朱庆华，娄安锋，等. 强化生物反馈联合家庭盆底肌锻炼治疗
女性真性压力性尿失禁［J］. 中国妇幼保健，2008，23（18）：2496-
2499.

［16］魏雅娜，宋岩峰. 盆底复健防治产后尿失禁的研究现状［J］. 中国全
科医学，2009，12（1A）：62-63，66.

［17］宋岩峰. 女性尿失禁诊断与治疗［M］. 北京：人民军医出版社，
2003：211-225.

［18］张晓薇，谢莹. 女性尿失禁的非手术治疗［J］. 实用妇产科杂志，
2009，25（11）：646-648.

［19］Miller JM. Criteria for therapeutic use of pelvic floor muscle training in
women. J Wound Ostomy Continence Nurs, 2002, 29(6): 301-311.

［20］Sugaya K, Owan T, Hatano T, et al. Device to promote pelvic floor muscle
training for stress incontinence. Int J Urol, 2003, 10(8): 416-422.

［21］Goode PS Burqio KL, Locher JL, et al. Effect of behavioral training with
or without pelvic floor electrical stin ulation on stress incontinence in
women a random ized controlled trial JAMA, 2003, 290(3): 345.

［22］Aukee P, Immonen P, laaksonenDE, et al. The effect of home biofeedback
training on stress in continence. Int Braz JUrol, 2006, 32(4): 462.

［23］袁浩斌，钱晓路，张美娟. 盆底肌锻炼治疗压力性尿失禁效果的汇总
分析［J］. 中华护理杂志，2004，39（3）：171-173.

［24］魏涛. 围绝经期妇女压力性尿失禁的康复治疗分析［J］. 中国康复理
论与实践，2010，16（6）：584-586.

［25］舒展容，张爱群，马学刚，等. 盆底肌肉锻炼治疗女性轻中度压力

性尿失禁的临床研究［J］.护士进修杂志，2010，25（12）：1072-1074.

［26］张洁，刘洪梅.女性尿失禁盆底康复治疗的护理［J］.临床护理杂志，2008，7（5）：33-34.

［27］Hay-Smith J, Morkved S, Fairbrother KA, et al. Pelvic floor muscle training for prevention and treatment of urinary and feacal incontinence in antenstal and postnatal women. Cochrane Database Syst Rev, 2008, 8(4): CD007471.

［28］Raza-Khan F, Graziano S, Kenton K, et al. Peripartum urinary incontinence in a racially diverse obstetrical population. Int Urogynecol Pelvic Floor Dysfunct, 2006, 25(1): 126.

［29］Harvey MA. Pelvic floor exercises during and after pregnancy: a systematic review of their role in preventing pelvic floor dysfunction. Obetet Gynaecol Can, 2003, 25(6): 487-498.

［30］杨俊玲，谢丽，张培莲.盆底肌功能训练预防产后尿失禁的临床效果观察［J］.中华护理杂志，2008，43（5）：436-437.

［31］温醒华，石少权，王建英.盆底肌肉锻炼对产后压力性尿失禁的影响［J］.中国实用医药，2010，5（15）：72-73.

［32］杨素勉，马卫景，王秀粉，等.个体化指导产妇盆底肌锻炼的临床效果观察［J］.护士进修杂志，2009，24（23）：2118-2120.

［33］李丽丽，张阳平，傅葵，等.盆底肌锻炼对产后女性压力性尿失禁的预防与治疗［J］.中国药物与临床，2009，9（6）：519-521.

［34］周卫阳，吴二平，潘映红，等.盆底肌功能训练预防和治疗产后尿失禁［J］.中国妇幼保健，2007，22（13）：1768-1769.

［35］游泳.全程医生指导盆底肌训练治疗女性真性压力性尿失禁近期疗效研究［J］.中国实用医刊，2008，35（16）：36-37.

［36］柳懿鹏，章传华，魏继刚.生物反馈联合盆底肌训练治疗女性压力性尿失禁的疗效［J］.临床泌尿外科杂志，2007，22（12）：909-910.

［37］李兆艾，王莉，傅葵，等.产后压力性尿失禁的盆底康复训练对比研究［J］.实用妇产科杂志，2009，25（10）：609-612.

研究报告二
女性压力性尿失禁患者疾病认知及生命质量调查

一、导言

压力性尿失禁（Stress Urinary Incontinence，SUI）是一种女性常见的泌尿系统疾病。2011年方克伟等报道中国成年女性的SUI发病率约为18.9%[1]，目前已成为威胁女性身心健康的主要慢性疾病之一[2]，而孙涛等人的研究发现尿失禁女性的就诊率仅有18.11%[3]。Adamczuk J等[4]在尿失禁对心理健康的影响调查中发现有近94.4%的尿失禁女性患者从未进行过相关治疗。尽管压力性尿失禁并不会威胁生命，但是由于不重视、羞愧等原因，女性的身心健康及生活质量受到严重影响[5]。现有的调查[6]也指出，中老年女性对于压力性尿失禁的认知水平普遍较低，如不进行早期干预，积极投入治疗，各种因压力性尿失禁而产生的智力减退、限制活动将会发生，使病情进一步加重[5]。本研究通过对压力性尿失禁女性患者疾病认知以及生命质量情况的调查，了解其对尿失禁相关知识的认知度，探究其生命质量及影响因素，为进一步探索提高患者对疾病认识与防治，提高生命质量的干预措施提供依据。

二、研究对象与方法

（一）对象

采用方便抽样的方法，在仁济医院对经医生确诊患有压力性尿失禁的女性进行基本资料、认知以及生命质量情况的调查。入选标准[7]：根据国际尿控学会压力性尿失禁诊断标准确诊为压力性尿失禁的女性患者。排除标准：不符合以上诊断，对问卷理解能力差，不配合调查者。

（二）方法

1. 研究工具

研究工具为调查问卷，问卷包含以下三部分内容：基本资料、压力性尿失禁知识问卷、尿失禁生命质量量表（Incontinence Quality Of Life，I-QOL）。

（1）基本资料

基本资料问卷由研究者自行设计，内容包括年龄、婚姻状况、居住地、身高、体重、文化程度、工作情况、家庭月收入等人口统计学资料，吸烟、饮酒、饮水量等生活习惯资料，孕产次，分娩方式，分娩年龄，会阴撕裂，会阴侧切，性生活及既往病史等内容。

（2）压力性尿失禁知识问卷

压力性尿失禁知识问卷是由张玲华等人编制的[8]。包括① 日常生活技能；② 压力性尿失禁疾病相关知识；③ 盆底肌锻炼知识。问卷共 20 个条目，其中第 1～5 题为疾病相关知识，旨在调查尿失禁患者对疾病的概念和影响因素的认识水平；第 6～13 题为日常生活技能，旨在调查患者在进食、活动和排尿等方面的自我管理知识；第 14～20 题为盆底肌训练知识，旨在调查患者对于盆底肌结构、训练方式、持续时间的知识水平。题目采用判断题的形式，回答正确计 1 分，回答错误或者不知道则记 0 分，最低分为 0 分，最高分为 20 分。得分越接近 20 代表认知水平越好，反之越接近 0 则代表认知水平越差。问卷内容效度指数为 0.98。问卷的内部一致性 Cronbach's a 系数为 0.80。具有良好的信效度[8]。

（3）尿失禁生命质量量表（I-QOL）

尿失禁生命质量量表（I-QOL）由 Wagner TH 博士等人研制而成[9]，由王晓茜译制的中文版问卷[10]，内容包括：对行为活动的影响、对社会心理的影响、由尿失禁引起的社会尴尬。量表共 22 个条目，采用自我测评的方式，五级计分法，1～5 分，正向记录分，最高 110 分，最低 22 分。得分越接近 110 分说明生活质量越好；得分越接近 22 分，说明生活质量越差。本研究中该量表内部一致性 Cronbach's a 系数为 0.96。具有良好的信效度。

2. 资料收集方法

本调查由本人和经统一培训的护理部人员共同完成。根据问卷调查的

要求排除不符合要求的对象，对于入选调查范围的压力性尿失禁女性患者详细说明压力性尿失禁知识问卷及生命质量问卷的填写方法和要求，然后请其根据实际情况独立完成问卷，因特殊情况如疾病或文化程度等原因无法填写者，由调查人员逐条询问并记录。

3. 统计方法

用 EXCEL 2007 建立数据库，双人录入，SPSS 18.0 进行统计分析。计量资料以（x̄±s）表示，计数资料采用百分率表示；影响因素分析采用多元回归分析进行分析，$P < 0.05$ 或 $P < 0.01$ 表示差异有统计学意义；相关性研究采用 Spearman 分析。

三、结果

（一）调查对象的一般状况

本研究在仁济医院进行，本次调查共发放问卷 205 份，回收有效问卷 202 份，有效回收率为 98.5%，研究对象基本情况见表 1。

表 1　研究对象基本情况分布（$n=202$）

特　　征	分　　组	人数（个）	百分比（%）
生活区域	农村	38	18.8
	城镇	164	81.2
文化程度	小学及以下	60	29.7
	初中	57	28.2
	高中	53	26.2
	大学及以上	32	15.8
工作	有工作	22	10.9
	无工作	42	20.8
	退休	138	68.3
婚姻	已婚	192	95
	离婚	8	4
	丧偶	2	1

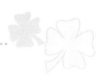

（续表）

特 征	分 组	人数（个）	百分比（%）
家庭月收入	1 000 元及以下	10	5
	1 000～2 000 元	22	10.9
	2 000～5 000 元	104	51.5
	5$000～10 000 元	56	27.7
	10 000 元以上	10	5
医疗付费方式	医保	145	71.8
	自费	57	28.2
初复诊	初诊	151	74.8
	复诊	51	25.2
BMI	< 18.5	15	7.4
	18.5～24.9	100	49.5
	25～27.9	45	22.3
	28～32	26	12.9
	> 32	16	7.9
分娩方式	自然分娩	195	96.5
	剖宫产	5	2.3
会阴侧切		65	32.2
会阴撕裂		87	43.1
饮水量（每天）	≤ 500 ml	38	18.8
	500～900 ml	61	30.2
	1 000～2 000 ml	78	38.6
	≥ 2 000 ml	25	12.4
性生活	每周	25	12.4
	每月	12	5.9
	小于每月一次	7	3.5
	无	158	78.2

（二）认知水平

在对于压力性尿失禁女性患者疾病认知情况的研究中，202 名调查者

平均分显示为（7.62 ± 3.416）分。调查研究分为三个维度进行，分别是疾病知识、日常生活管理技巧、盆底肌锻炼知识三部分，情况如表2：

表2　压力性尿失禁女性患者疾病相关知识的认知水平（*n*=202）

项　　目	最高得分	最低得分	项目均分（$\bar{x} \pm s$）
疾病知识	5	0	2.35 ± 1.012
日常生活管理技巧	8	0	4.18 ± 1.809
盆底肌锻炼知识	7	0	1.09 ± 1.955
总分	20	0	7.62 ± 3.416

表3　压力性尿失禁女性患者疾病相关知识各条目的正确率情况（*n*=202）

	条　　目	回答正确人数（*n*）	正确率（%）
疾病知识	1. 压力性尿失禁是中老年人的一种正常现象	92	45.5
	2. 压力性尿失禁是指小便很急，还没到厕所就流出来的情况	101	50
	3. 压力性尿失禁与便秘有关	96	47.5
	4. 生育孩子越多的女性，越容易发生压力性尿失禁	119	58.9
	5. 雌激素水平可能与压力性尿失禁发生有关	67	33.2
日常生活管理技巧	6. 轻中度的压力性尿失禁可通过调整生活方式和特殊的锻炼得到一定改善	98	48.5
	7. 较好的排尿习惯是每天大约 3～4 h 排尿一次	107	53
	8. 为了改善压力性尿失禁，应该减少每日饮水量	135	66.8
	9. 改变饮食结构能够改善压力性尿失禁症状	99	49
	10. 在压力性尿失禁未改善前，不能提重物	109	54
	11. 为了改善压力性尿失禁，要尽可能多地参加高强度的体育锻炼	101	50
	12. 控制体重可以预防压力性尿失禁	62	30.7
	13. 在打喷嚏或大笑时，应收缩盆底肌	135	66.8
盆底肌锻炼知识	14. 盆底肌训练（提肛训练）有助于缓解压力性尿失禁	52	25.7
	15. 盆底肌就像一个托盘，支撑着膀胱	25	12.4

（续表）

条　　　　目	回答正确人数（n）	正确率（%）
盆底肌锻炼知识	16. 盆底肌训练的基本方法是保持骨盆底肌肉收缩5~10 s，然后慢慢放松，5~10 s后，重复收缩	34	16.8
	17. 做盆底肌训练时，应同时收缩屁股和肚子上的肌肉	38	18.8
	18. 盆底肌训练在站、坐、躺时都可做	42	20.8
	19. 通过1周连续的盆底肌训练，失禁症状能够改善	14	6.9
	20. 在坚持1年正确的盆底肌训练后，可以停止训练，而在以后的生活中能够一直受益	15	7.4

（三）认知水平的影响因素分析

压力性尿失禁患者认知水平的影响因素分析以压力性尿失禁患者总体认知水平得分为应变量引入患者表1中各因素，进行多元逐步回归分析，变量进入水平 $\alpha=0.05$，变量剔除水平 $\beta=0.10$。年龄、生活区域、分娩方式、饮水量、婚姻等变量进入回归方程，标准化回归系数均具有显著意义（$P < 0.05$），见表4。

表4　压力性尿失禁患者认知水平的多元回归（n=202）

变　量	回归系数	标准误	标化回归系数	T 值	P 值
年　龄	−0.09	0.02	−0.28	−4.09	0.00
生活区域	2.14	0.60	0.25	3.59	0.00
分娩方式	3.92	1.42	0.18	2.76	0.01
饮水量	0.563	0.25	0.15	2.30	0.02
婚　姻	−0.776	0.39	0.13	−2.01	0.05

（四）生命质量

在对于压力性尿失禁女性患者生命质量情况的研究中，202名调查者平均分显示为（91.63±11.185）分，最高分为109分，最低分为61。得分越高表明生命质量越高，反之则越低。表5可见所有条目的生命质量得分情况。

表 5 压力性尿失禁女性患者生命质量各条目得分情况（n=202）

条　　　　　目	受影响人数比（%）	最低分	最高分	平均分
1. 您感到不能及时到达厕所	64.9	1	5	3.97 ± 1.038
2. 您担心咳嗽或打喷嚏而引起尿失禁	98	1	5	2.94 ± 1.045
3. 您每次站起来不得不小心翼翼地	23.8	3	5	4.68 ± 0.623
4. 每到一个新地方，您总担心哪里有厕所	54	1	5	4.05 ± 1.156
5. 您感到因为尿失禁而情绪沮丧	56.9	1	5	3.96 ± 1.169
6. 您害怕因为尿失禁而长时间离开家	47.5	1	5	4.15 ± 1.129
7. 您因为尿失禁妨碍了您要做的事而受到了挫伤	42.1	1	5	4.4 ± 0.848
8. 您害怕别人闻到您身上的尿味	31.2	1	5	4.58 ± 0.770
9. 尿失禁经常出现在您的脑海里	61.9	1	5	3.9 ± 1.186
10. 对您来说，经常去厕所是很重要的事	56.9	1	5	3.9 ± 1.223
11. 由于尿失禁，事先计划好一切细节很重要	40.1	2	5	4.29 ± 1.022
12. 随着年龄的增加，您担心尿失禁的症状会越来越重	90.1	1	5	2.78 ± 1.134
13. 您因为尿失禁而影响夜间睡眠质量	22.8	1	5	4.6 ± 0.882
14. 您感到尿失禁会使您尴尬和丢脸	35.6	1	5	4.43 ± 0.945
15. 尿失禁让您感到自己是个不健康的人	35.1	2	5	4.41 ± 0.948
16. 尿失禁让您感觉很无助	32.2	2	5	4.47 ± 0.909
17. 尿失禁使您感受不到生活之外的乐趣	23.3	2	5	4.7 ± 0.649
18. 您担心尿湿了裤子	60.4	1	5	3.67 ± 1.412
19. 您感到控制不住自己的尿意	59.9	1	5	3.86 ± 1.283
20. 尿失禁使您不得不注意喝什么或喝多少	33.7	1	5	4.27 ± 1.185
21. 尿失禁限制了您对着装的选择	13.4	2	5	4.74 ± 0.715
22. 尿失禁使您害怕性生活	5.4	2	5	4.9 ± 0.493
总　　　　　分	100	61	109	91.63 ± 11.185

（五）生命质量的影响因素分析

压力性尿失禁患者生命质量的影响因素分析以压力性尿失禁患者总体生命质量得分为应变量引入患者表 1 中各因素，进行多元逐步回归分析，

变量进入水平 α=0.05，变量剔除水平 β=0.10。初 / 复诊、饮水量、流产次数、工作情况、BMI、年龄等变量进入回归方程，标准化回归系数均具有显著意义（$P < 0.05$），见表6。

表6　压力性尿失禁患者生命质量的多元回归（n=202）

变　量	回归系数	标准误	标化回归系数	T 值	P 值
初 / 复诊	−9.31	1.57	−0.37	−5.95	0.00
饮水量	3.30	0.728	0.28	4.54	0.00
流产次数	3.61	0.752	0.29	4.80	0.00
工作情况	5.23	1.29	0.32	4.06	0.00
BMI	−0.41	0.14	−0.18	−2.96	0.00
年　龄	−0.18	0.09	−0.17	−2.10	0.04

（六）认知水平与生命质量的相关性分析

根据 Spearman 相关分析显示，压力性尿失禁女性患者的认知水平与生命质量呈正相关性（r=0.275，$P < 0.01$），见表7。

表7　压力性尿失禁患者生命质量与知识水平的相关分析（n=202）

内　　容	均数 ± 标准差	R 值	P 值
生命质量	7.62 ± 3.42		
日常生活管理技巧	91.63 ± 11.19	0.28	0.00

四、讨论

（一）压力性尿失禁女性患者认知水平及影响因素

根据压力性尿失禁认知情况问卷调查分析，202 名被调查者在日常生活管理技巧方面正确率最高，其次为疾病知识，而盆底肌锻炼知识最为缺乏。

在本研究日常生活管理技巧所包含的 8 个条目中，控制体重可以预防疾病以及可通过调整生活方式和特殊锻炼改善疾病的知晓率最低。仅

有 30.7% 的患者认为控制体重可以预防压力性尿失禁，而事实上根据 Cumminlp JM. 等[9]人的流行病学调查研究显示肥胖是压力性尿失禁发病确切危险因素。压力性尿失禁的发生率会随着 BMI 指数的上升而上升。崔林刚等[11]进一步从尿动学角度研究发现肥胖者的尿控能力没有随着 BMI 而增加，因此肥胖者易发生尿失禁。谢海鲲等[12]曾对于其区域内中老年妇女压力性尿失禁的发病率进行研究，经过盆底肌训练对照治疗发现有 75.62% 的患者其压力性尿失禁的症状有不同程度的改善，同时有 13.93% 的患者被治愈。然而本研究发现被调查者对于特殊锻炼能改善疾病的知晓率并不高，这可能与疾病就诊率低，缺乏社区健康相关指导有关。同样问卷第三部分盆底肌锻炼知识得分率较低也印证了这一点。

在调查中我们发现有 54.5% 的患者认为压力性尿失禁是中老年人不可避免的一种正常现象。George A 等[13]的调查研究显示，在欧洲压力性尿失禁的就诊率为 15%～39.7%。这种误解可能与长期以来疾病就诊率低、治疗依从性差有直接关联。有 52.5% 的患者不清楚压力性尿失禁与便秘有关。有 66.8% 的患者不了解雌激素与压力性尿失禁的发生与否有密切关联。与此同时更有一些对于疾病知识的误解，33.2% 的患者认为改善压力性尿失禁的症状需要减少每日饮水量；有一半的接受调查的患者认为，高强度的体育锻炼对于改善疾病症状有极大帮助。这些方面在今后对于患者健康教育方面需重点提出，避免运用一些错误的日常生活管理技巧，对症状的改善产生适得其反的效果。

研究发现，已婚、年龄大和城镇患者的认知水平相对较高，这主要可能与患者获取知识的途径和对健康问题的关注以及对知识的理解程度有关。

（二）压力性尿失禁女性患者生命质量及影响因素

根据尿失禁生命质量量表（I-QOL）的调查分析显示，担心打喷嚏、咳嗽引起尿失禁的情况受影响人数比最高，其次为担心随年龄增长疾病症状加重的情况。

可以说压力性尿失禁是一个直接影响个人的健康问题，包括生理和心理两部分。从生理角度而言，由于压力性尿失禁的症状而导致的遗尿、漏尿等状况，可能会引起皮肤感染、湿疹、皮疹，以及生殖、泌尿系统炎症等疾病，造成一系列并发症的发生。压力性尿失禁女性患者常为了避免漏

尿状况的发生，担心咳嗽打喷嚏，坐下或者站立时小心翼翼，尽量少喝甚至不喝水，着装受到限制，睡眠质量较差，这些很大程度上影响了其生命质量。严重者更是不愿出门，内心感到情绪沮丧，无助。

本次研究发现，BMI 指数、初 / 复诊、文化程度、工作与否和饮水量是压力性尿失禁女性患者生命质量的重要影响因素。文化程度越高者，其生命质量越高。这与大部分国外研究结果一致[14]。这可能与文化程度高者对压力性尿失禁知识水平掌握较高，懂得疾病相关知识及生活管理技巧，对于症状有积极改善作用，帮助其提高生命质量。BMI 指数越高者，其生命质量越低[15]。这是由于肥胖者在体力活动如爬楼、弯腰等方面受到较多限制，常伴有气喘、乏力、出汗、关节障碍等，比较容易产生沮丧等情绪。因此控制体重对于压力性尿失禁生命质量的提高有着积极的帮助作用。

如今越来越多的研究偏向于关注患者是生命质量，积极预防和治疗压力性尿失禁，避免导致压力性尿失禁的各种危险因素，对于生命质量的提高显得尤为重要。由于此次研究未对于患者压力性尿失禁的严重程度进行进一步分类，轻、中、重度患者间的生命质量情况未得以区分，在此方面的不足将在接下来的研究中给予弥补。

（三）压力性尿失禁女性患者认知情况与生命质量的相关性

研究发现[15]，具有越高认知水平的压力性尿失禁女性患者，其生命质量也随之升高。这可能与患者的文化程度等方面有一定关联。认知水平高的患者，可以避免防治的误区，对自我有较好的管理，从而决定其较高的生命质量。

从健康信念模型（HBM）[16]的角度而言，一个人的行为会发生改变，当他意识到疾病是可以预防或避免发生的；意识到只要采取建议的措施或是行为就可以避免其发生，从而自信自己能够成功地改变这种行为。通过干预患者对于疾病的认知，使患者拥有较好的认知水平，他们的行为会得到改变，掌握正确的预防、治疗方法，提高患者生命的质量。

五、结论

患者对疾病的预防、发病原因以及护理等知识较缺乏，甚至存在防治

的误区，认知度偏低影响患者的自我管理，也进一步对其生命质量产生影响。因此，护理人员应该通过各种方式和渠道加强 SUI 疾病知识的宣传教育，早期干预，及早防治，提高全民对于该疾病的认知，提高压力性尿失禁患者的生命质量。

参考文献

［1］管晓萌，孙涛，吴臣，等．女性尿失禁患者生活质量的评价及干预［J］．中国实用护理杂志，2011，27（26）：1-3．

［2］王娟，程帆．女性压力性尿失禁患者精神状态和认知情况分析［J］．中国社区医师（医学专业），2011，13（20）：171．

［3］孙涛，管晓萌，井慧，等．济南市某社区女性尿失禁患者求医态度调查分析［J］．护理研究，2011，25（12B）：3230-3232．

［4］Adamczuk J, , Szymona-Pałkowska K, Robak JM, Rykowska-Górnik K, Steuden S, Kraczkowski JJ. Coping with stress and quality of life in women with stress urinary incontinence. Prz Menopauzalny, 2015, 14(3): 178-183.

［5］穆晓云，丁艳萍，刘诗盈，陈浩旸，夏春玲．基于微信平台的延伸护理服务对女性尿失禁患者生活质量的影响．护理研究，2016，30（5）：1878-1879．

［6］张玲华，王君俏，白姣姣，陆敏敏．社区压力性尿失禁行为管理方案对中老年女性患者认知水平及症状的影响［J］．护理学杂志：综合版，2011，8：1-4．

［7］张玲华，王君俏，白姣姣等．社区中老年女性压力性尿失禁患者疾病认知情况及其影响因素［J］．解放军护理杂志，2011，28（8）：28-31．

［8］郭应禄，周利群主译．Campbell-Walsh 泌尿外科学（第九版）．北京：北京大学医学出版社，2009：2163-2187．

［9］Wagner TH, Patrick DL, Bavendam TG, et al. Quality of Life of Persons with Urinary Incontinence: Development of a New Measurement. Urology, 1996, 47: 67-71.

［10］王晓茜．改良女性自我形象评价量表（MBIS）、尿失禁生活质量问卷（I-QOL）、子宫肌瘤症状及健康相关生活质量问卷（UFS-QOL）中文版本研制与中国人群验证［D］．北京：北京协和医院，2013：24-37．

［11］崔林刚．膀胱尿道同步测压和动态尿动力及尿流加速度诊断下尿路功能障碍的应用研究［D］．郑州：郑州大学，2014．

［12］谢海鲲，段英伟．中老年女性压力性尿失禁盆底肌肉（体操）锻炼的干预效果评价［J］．中国全科医学，2012，15（20）：2340-2341．

［13］George A. DeMaagd, Timothy C. Davenport. Management of Urinary Incontinence. P&T, 2012(37): 345–361.

［14］Lim R, Liong ML. Leong WS, Khan NA, Yuen KH. Effect of Stress Urinary Incontinence on the Sexual Function of Couples and the Quality of Life of Patients. THE JOURNAL OF UROLOGY. 2016, 196: 153–158.

［15］葛静，鲁永鲜，张弈，等．北京地区成年女性尿失禁患病率及就诊率调查［J］．中国妇产科临床杂志，2010（1）: 15–17.

［16］万小娟．基于健康信念模式女性护士排尿行为影响因素研究［D］．山东：山东大学，2014：40–44.

研究报告三
国内外女性压力性尿失禁指南
——非手术管理的分析与解读

目前，全球有至少 21.6% 的人口受尿失禁（Urinary Incontinence，UI）困扰[1]，其中超过 50% 的 UI 与女性压力性尿失禁（Stress Urinary Incontinence，SUI）有关[2]。国际尿失禁协会将 SUI 定义为咳嗽、打喷嚏等腹压增加时尿道口出现不自主的尿液外漏[3]。对于女性 SUI 的治疗和管理有较多的选择，无论是保守治疗还是手术治疗，国内外专业机构都制定了不少指南。这些指南就失禁的评估、诊断和治疗等均给出了相应的指导意见和建议，但因医疗机构服务对象不同，指南有同更有异。本文回顾国内外现有针对成年女性 SUI 指南，对涉及 SUI 患者的评估、诊断性检查和非手术管理方面内容进行分析比较，旨在为临床护理人员开展 SUI 循证护理提供最佳、最适合的证据。

一、指南确立

（一）检索方法

以中文关键词"尿失禁""压力性尿失禁""指南"、英文关键词"urinary incontinence/continence""stress urinary incontinence""guideline"检索中英文数据库。检索指南发布时间为 2010 年 1 月～2018 年 6 月。

（二）纳入和排除标准

纳入标准：① 女性 SUI 相关的临床指南；② 指南语言为中文和英文。排除标准：① 仅包含手术治疗和管理的指南；② 同一机构发布版本较早的指南。

（三）检索结果

共有 7 个临床实践指南符合标准。其中 6 个为英文指南，1 个为中文指南；仅 2015 年英国国立卫生保健研究所出版的指南主要针对护理人员，其余指南均针对医护人员。

二、指南更新和汇总

欧洲泌尿协会（European Association of Urology, EAU）自 1998 年发布首个成人尿失禁指南，到 2017 年已经更新到第 4 个版本[4]；指南推荐意见根据研究质量，进行 A、B、C 三级推荐。加拿大泌尿协会（Canadian Urological Association, CUA）2005 年发布首版加拿大泌尿协会成人尿失禁合作指南后于 2012 年再次更新[5]；指南推荐意见分级和 EAU 类似，但是分为 A、B、C、D 四级，D 级代表证据不充分或者基本不推荐。美国内科医师学会（American College of Physicians, ACP）在 2014 年发布女性尿失禁非手术治疗：美国内科医师学会临床实践指南[6]，根据 ACP 指南分级将证据分为高中低三级。英国国立卫生保健研究所（National Institute for Health and Care Excellence, NICE）在 2013 年更新了女性压力性尿失禁、膀胱过度活动症以及混合性尿失禁内容[7]，此版本的女性尿失禁管理并未更新；NICE 在 2015 年出版了首个失禁照护指南[8]。国际尿失禁咨询委员会（International Consultation on Incontinence, ICI）常和国际科学委员会（International Scientific Committee, ISC）合作，定期对尿失禁的评价和治疗进行更新，最新版本的第六届国际尿失禁咨询委员会推荐意见：失禁的评价和治疗在 2017 年发布[9]。中华医学会妇产科学分会妇科盆底学组于 2017 年发布了第 2 个女性压力性尿失禁诊断和治疗指南[10]。

三、指南内容分析

各指南均明确表示，对于女性 SUI 患者，尤其是轻、中度 SUI 患者，非手术管理是首选治疗方案。但目前缺乏专门针对非手术管理的指南，故而就上述指南中相关部分内容进行汇总分析。

（一）初步评估和评价

1. 详细的病史和体格检查

EAU、CUA、NICE（2013，2015）、ICI以及中华医学会妇产科学分会妇科盆底学组均在指南中强调了详细病史采集的重要性。首次病史评估主要涉及的是失禁的一般病史，如既往史、症状、发病时间、严重程度、对生活的影响等，在此基础上进行专科的评估。对于女性SUI，在常规评估内容上需增加生育史、月经史和盆腔手术史[4, 7-8]。体格检查是尿失禁诊断中重要的一环，包括一般体格检查（精神状态、活动能力、肥胖等）、腹部和盆底检查。CUA、ICI和中华医学会妇产科学分会妇科盆底学组都支持对盆底肌的肌力进行评估。NICE（2013）中专家意见提出对于盆底肌的评估需要在盆底肌训练前，但是未有明确的推荐等级。

2. 尿失禁评估工具

EAU指南指出，治疗过程中较差的依从性可能和不切实际的预期相关。由于缺乏证据故未提出相应的推荐意见。ICI指南中高度推荐首次评估时指导患者进行3日的排尿日记书写，EAU虽同样对3～7日的排尿日记予以高度推荐，但是更偏向在患者同时伴有储尿或排尿功能障碍时使用；而不同的天数是根据其各自回顾的文献所决定。国内指南也把排尿日记列为初步评估内容，但是并未具体细分记录天数。NICE的指南指出，缺乏有效的证据显示最为合理的排尿日记记录持续天数，但是对于伴有膀胱过度活动症的患者至少记录3日的排尿日记。指南有不同的目标人群和适用范围，因而对评估量表的使用存在一定的差异。CUA和ICI指南将国际尿失禁问卷（International Consultation On Incontinence Questionnaire，ICIQ）作为初级评估的一部分，列为A级推荐；EAU指南认为ICIQ和生活质量问卷对特定疾病敏感性不高，对治疗结局影响缺乏足够证据，故采用B级推荐[4, 11]；NICE指南推荐高质量的ICIQ和生活质量问卷对治疗效果进行评价。

（二）诊断性检查

尿失禁诊断性检查包括尿常规、残余尿量的测定、尿垫试验、影像检查及膀胱镜等。各指南对不同检查的推荐程度差异不大，具体见表

1。但对尿动力学检查，各指南意见有所差异。EAU 指南中汇集了 7 个临床随机试验，证实初步尿动力学检查可能会影响治疗方案的选择，但是不会改变保守或者药物治疗的临床结局[12]。故对于选择保守治疗的患者，EAU 推荐不需要进行尿动力学检查（B 级推荐），但是如果尿动力学的结果可能会改变治疗或者管理方案，即进行此项检查。这与 ICI 指南的推荐意见相仿。NICE 指南中指出，在保守治疗前不支持尿动力学检查，但是如果诊断不明或者有 SUI 手术史，则推荐进行尿动力检查。中华医学会妇产科学分会妇科盆底学组认为在手术治疗前可行尿动力学检查。

表 1　各指南对尿失禁不同诊断性检查的推荐情况

推 荐 内 容	推 荐 指 南
尿常规检测	EAU、CUA、ICI、NICE（2013）、中华医学会妇产科学分会妇科盆底学组
残余尿测定	EAU、CUA、ICI、NICE（2013）、中华医学会妇产科学分会妇科盆底学组
尿垫试验评估尿失禁严重程度	EAU、中华医学会妇产科学分会妇科盆底学组
尿垫试验治疗后的改变	EAU
并不推荐常规进行影像学检查	EAU、CUA、ICI、NICE（2013）
非复杂性的尿失禁不推荐膀胱镜检查	EAU、CUA、ICI、NICE（2013）
疑有瘘时行膀胱镜检查	CUA

（三）保守治疗和管理

所有指南都推荐在侵入性治疗前进行保守治疗，包括生活方式改变、行为治疗及物理治疗等。

1. 生活方式改变

CUA 指南中提到生活方式改变包括减少咖啡因的摄入（B 级推荐）、肥胖女性的减重（A 级推荐）、便秘的控制（C 级推荐）、限制液体的摄入和戒烟来缓解慢性咳嗽（C 级推荐）。这与 ACP、EAU 指南内容相似，不过 EAU 指南还补充两点：便秘失禁患者需做好肠道管理；SUI 患者建议规律适当运动来加强盆底肌肌力。

2. 行为和物理治疗

各指南中提及最常见的行为和物理治疗包括膀胱训练、盆底肌功能训练，但无论哪种行为训练都有其适应证和禁忌证，且不同类型的尿失禁训练内容也有差异。CUA 指出早期膀胱训练对失禁患者有效。EAU 对不同类型的尿失禁推荐了不同的行为治疗，比如对急迫性尿失禁和混合性尿失禁患者推荐膀胱训练，通过延时排尿来增加膀胱容量和改善失禁；对 SUI 患者通过减少或避免腹压增加的动作、定时排尿的方式减少失禁的发生。所有指南都肯定了盆底肌功能锻炼（Pelvic Floor Muscle Training, PFMT）在 SUI 患者失禁和生活质量改善中的作用。EAU、CUA 和 ACP 均对此给出了 A 级或者高度推荐，NICE 提出了在医护监督下尝试至少 3 个月的 PFMT 作为 SUI 患者的一线治疗，如果有效则继续。对于 PFMT 结合生物反馈和电刺激的疗效，EAU、CUA、ACP 均未给出高质量的证据证明其对尿失禁症状改善的作用。其他如阴道锥等治疗，CUA 推荐其作为一线治疗措施（B 级推荐），而 ACP 对其效果持保留态度。国内指南虽不推荐生物反馈和电刺激作为常规治疗，但是肯定其联合 PFMT 的效果。

3. 失禁产品的使用

EAU 指南中提及，当积极的治疗措施效果甚微或者治疗的风险超过治疗意义时，失禁产品的使用就尤为重要。失禁产品包括可吸收尿垫、导尿管、外接集尿装置及阴道内设备等。EAU 指南推荐，轻度尿失禁患者使用尿垫、中度至重度尿失禁患者使用外接集尿装置及导尿管等。但是 NICE 特别强调这些失禁产品不能作为治疗措施，只能作为一种应对策略，是对现有治疗策略的调整；对于失禁产品的使用，在 NICE 护理指南中亦有具体描述。但是对于不同类型尿失禁产品的选择，各指南均未有明确的分类。

4. 老年患者的干预

SUI 在老年女性的高发病率使得老年群体在 EAU、CUA 指南中均有特定的内容。主要包括老年患者基础情况的干预，即对其他慢性疾病如糖尿病、心脏病等干预。EAU 对失禁患者伴有其他慢性疾病需进行妥善的治疗予以 A 级推荐。CUA 强调在老年人群中每年进行失禁的筛查（A 级推荐），在筛查过程中对认知状况需详细的评估（B 级推荐）。

四、讨论

（一）国内外尿失禁指南非手术管理部分的总体分析

国外尿失禁指南共有 6 个，其中针对女性尿失禁的指南有 2 个，但没有只针对女性压力性尿失禁的指南。国内仅有一个尿失禁指南，主要是针对女性压力性尿失禁的，但是缺乏明确的循证评价体系，涉及到的证据或内容无法明确推荐等级，因而在实际借鉴过程中尤需谨慎。在选择尿失禁护理循证证据时，首先需要甄别尿失禁的类型和严重程度，评估膀胱和尿道的压力，以确保障肾脏功能不再受损，有针对性地采取相应的训练方法；其次在指南的应用过程中，也需考虑患者的需求和意愿，和专科医师共同制订后续康复计划。比如，对于中度压力性尿失禁患者，指南推荐非手术管理；如非手术管理无明显效果，尽早的手术可能更符合患者的利益，需要进一步和患者、专科医师沟通。尿失禁的指南主要以医疗为主，针对尿失禁护理的指南仅有 1 个。对于临床护理人员，可供参考的指南较为局限，今后可借鉴国内神经源性膀胱护理实践指南[13]，通过循证的方法来制定适合我国成年女性 SUI 的护理管理指南。目前，护理人员只能从各指南中对照印证，以综合角度来指导临床；若单纯按照指南证据进行临床应用，在指导实践过程中容易产生偏差。

（二）提高护理人员对女性 SUI 患者的整体评估能力

所有指南均明确，整体评估对于 SUI 患者非手术治疗非常重要。评估是专科能力的重要评价指标，是整个护理过程中最基础也是最重要的一步[14]。但是在临床实际运用指南时，评估需要更为细化、深入。首先，评估需要及时全面。比如，对于装有心脏起搏器的 SUI 患者，生物反馈和电刺激康复就是禁忌；而 SUI 患者通过生物反馈进行盆底肌锻炼 2 个周期后，其症状未见明显改善，需即刻对盆底功能进行评估，和医师沟通决定下一步的治疗计划[15]。其次，评估也包括了对检查数据的正确解读[16]。临床中曾发现，某中度 SUI 女性患者盆底锻炼 2 周后盆底评估各项指标都在好转，尿垫试验结果反而不如 2 周前，追诉病史后发现患者近

期有上呼吸道感染，且咳嗽剧烈，协调呼吸科加强诊治，在减轻了咳嗽的症状后患者的漏尿症状明显改善。第三，对于女性 SUI 患者，尤其需要关注其心理问题[17]。不同于国外，国内女性 SUI 患者不愿意就诊的一个重要原因就是认为尿失禁症状本身涉及个人隐私。尤其产后女性常较为年轻，感觉自己能处理漏尿问题，症状会随着时间推移自行好转[18-19]。护理人员在评估过程中需评估患者的就诊心理，消除其对就诊和治疗的顾虑。

（三）改善患者的自我照护行为和依从性

对于非手术治疗，患者的依从性对患者症状改善起着至关重要的作用。有研究显示，盆底肌锻炼对无论老年或者青年女性 SUI 患者，均有高级别证据证明其效果[20-22]，但是老年 SUI 患者依从性最差，往往无法坚持而未能达到预期目标[23-24]。老年患者的认知和活动能力随着年龄的增长而减退，其需要更多的时间来学习盆底肌运动，也更难坚持进行居家盆底肌运动，需要更多研究来提高其依从性，改善失禁的严重程度。护理人员尤其是失禁专科护士，应采取各种措施让患者和家属主动参与到诊疗过程。行为治疗和康复锻炼起效需要一定时间，SUI 患者如有进行盆底肌锻炼的意愿，并相信自己具备盆底肌锻炼的能力，就会坚持锻炼，从而改善失禁情况[25]。在整个过程中，专科护士和患者也能建立较为紧密的护患关系，从患者和家属处得到及时有效的反馈，发现问题及时予以指正，逐步让患者和家属掌握正确的康复锻炼方法，避免由于锻炼错误肌肉而加重盆底功能的损伤[16]。

五、小结

本文对现有国内外失禁指南主要的异同点进行归纳总结，以期能更好指导临床实践。护理人员在临床实践中，应根据患者情况将指南条目具体化和细致化；在理解指南框架、特点和内容后，对患者进行全面评估，根据患者情况结合指南证据在临床中予以运用；并根据女性 SUI 的特点，和医师、康复理疗师等进行多学科协作，以患者为核心制订详细的非手术治疗计划，不断提升女性 SUI 患者的生活质量。

参考文献

［ 1 ］ Griebling T L. Worldwide prevalence estimates of lower urinary tract symptoms, overactive bladder, urinary incontinence and bladder outlet obstruction ［J］. BJU International, 2011, 108(7): 1138–1139.

［ 2 ］ Abrams P, Andersson K E, Birder L, et al. Fourth International Consultation on Incontinence Recommendations of the International Scientific Committee: Evaluation and treatment of urinary incontinence, pelvic organ prolapse, and fecal incontinence ［J］. Neurourology & Urodynamics, 2010, 29(1): 213–240.

［ 3 ］ Haylen BT, de Ridder D, Freeman RM, et al. An International Urogynecological Association (IUGA)/International Continence Society (ICS) joint report on the terminology for female pelvic floor dysfunction. Int Urogynecol J. 2010, 21(1): 5–26.

［ 4 ］ Burkhard FC, Bosch JLHR, Cruz F, et al. EAU Guidelines on Urinary Incontinencein Adults ［EB/OL］. http: //uroweb. org/guideline/urinary-incontinence/.

［ 5 ］ Bettez M, Tu LM, Carlson K et al. 2012 update: Guidelines for adult urinary incontinence collaborative consensus document for the Canadian Urological Association ［J］. Can Urol Assoc J, 2012, 6: 354–363.

［ 6 ］ Qaseem A, Dallas P, Forciea M A, et al. Nonsurgical management of urinary incontinence in women: a clinical practice guideline from the American College of Physicians ［J］. Annals of Internal Medicine, 2014, 161(6): 429–440.

［ 7 ］ National Institute for Health and Care Excellence. Urinary incontinencein women: mangagement ［EB/OL］. (2013–09) ［2015–11］ http: //www. nice. org. uk/guidance/cg171/resources/cg171.

［ 8 ］ NHS England. Excellence in continence care: Practical guidance for commissioners, providers, health and social care staff and information for the public ［EB/OL］. https: //www. england. nhs. uk/commissioning/wp-content/uploads/sites/12/2015/11/EICC-guidance-final-document. pdf. 2015.

［ 9 ］ Abrams P, Cardozo L, Khoury S, Wein A eds. Incontinence: 6th International Consultation on Incontinence, Paris, February 2016. Paris, France: ICUD–EUA, 2017.

［10］ 中华医学会妇产科学分会妇科盆底学组. 女性压力性尿失禁诊断和治疗指南 ［J］. 中华妇产科杂志, 2017, 52（5）: 289–293.

［11］ Parnell BA, Dunivan GC, et al. Validation of web-based administration

of the Pelvic Organ Prolapse/ Urinary Incontinence Sexual Function Questionnaire (PISQ-12) ［J］. Int Urogynecol J 2011, 22: 357–361.

［12］ Glazener C M, Lapitan M C. Urodynamic studies for management of urinary incontinence in children and adults ［J］. Cochrane Database of Systematic Reviews, 2012, 1(1): CD003195.

［13］ 中国康复医学会康复护理专业委员会. 神经源性膀胱护理实践指南（2017 年版）［J］. 护理学杂志，2017，24：1–7.

［14］ 沈丽琼，金晓燕，王攀峰，等. 尿失禁症状评估工具的研究进展［J］. 护理学杂志，2017，32（1）: 107–110.

［15］ Bo K, Berghmans B, Morkved S, et al. Evidence-Based Physical Therapy for the Pelvic Floor (Second Edition) ［M］. 2015.

［16］ 刘凤华，罗文平，李虎，等. 盆底超声在产后早期压力性尿失禁中的应用价值评估［J］. 齐齐哈尔医学院学报，2016，37（2）: 171–173.

［17］ 袁秀群，孟晓红. 2015 年首版《失禁护理实践指南》解读及护理启示［J］. 循证护理，2016，2（1）: 21–24.

［18］ Howard F, Steggall M. Urinary incontinence in women: quality of life and help-seeking ［J］. Br J Nurs, 2013, 19(12): 742, 744, 746, 748–749.

［19］ 麻彦. 女性压力性尿失禁患者求医行为影响因素的调查及其干预研究［D］. 泰山医学院，2014.

［20］ Bø K. Pelvic floor muscle training in treatment of female stress urinary incontinence, pelvic organ prolapse and sexual dysfunction ［J］. World Journal of Urology, 2012, 30(4): 437–443.

［21］ Sherburn M, Bird M, Carey M, et al. Incontinence improves in older women after intensive pelvic floor muscle training: an assessor-blinded randomized controlled trial ［J］. Neurourology & Urodynamics, 2011, 30(3): 317–324.

［22］ Glazener C, Hunter K F, Cody J D, et al. Conservative management for postprostatectomy urinary incontinence ［J］. Cochrane Database of Systematic Reviews, 2012, 1(6): CD001843.

［23］ HaySmith J, Dean S, Burgio K, 等. Pelvic-floor-muscle-training adherence "modifiers"：A review of primary qualitative studies-2011 ICS State-of-the-Science Seminar research paper Ⅲ of Ⅳ ［J］. Neurourology & Urodynamics, 2015, 34(7): 622–631.

［24］ Dumoulin C, Hay-Smith J, Frawley H, et al. 2014 consensus statement on improving pelvic floor muscle training adherence: International Continence Society 2011 State-of-the-Science Seminar ［J］. Neurourology & Urodynamics, 2015, 34(7): 600–605.

［25］ Solberg M, Alræk T, Mdala I, et al. A pilot study on the use of acupuncture or pelvic floor muscle training for mixed urinary incontinence ［J］. Acupuncture in Medicine, 2016, 34(1): 7−13.

三篇研究报告论文均在期刊发表。

图书在版编目(CIP)数据

女性压力性尿失禁运动疗法 / 杨艳主编. —上海: 上海科学普及出版社, 2020
ISBN 978-7-5427-7570-2

Ⅰ. ①女… Ⅱ. ①杨… Ⅲ. ①女性-尿失禁-运动疗法
Ⅳ. ①R711.590.5

中国版本图书馆CIP数据核字(2019)第154409号

策划统筹　蒋惠雍
责任编辑　丁　楠
装帧设计　赵　斌
照片摄影　张　帆

女性压力性尿失禁运动疗法
杨　艳　编著
上海科学普及出版社出版发行
(上海中山北路832号　邮政编码200070)
http://www.pspsh.com

各地新华书店经销　　上海盛通时代印刷有限公司印刷
开本 710×1000　1/16　印张 11.5　字数 180 000
2020年3月第1版　2020年3月第1次印刷

ISBN 978-7-5427-7570-2
定价: 45.00元
本书如有缺页、错装或坏损等严重质量问题
请向丁厂联系调换
联系电话: 021-37910000